診所經營人才培訓寶典

クリニック経営のための最高の人材育成

小暮裕之 著・劉德正 譯

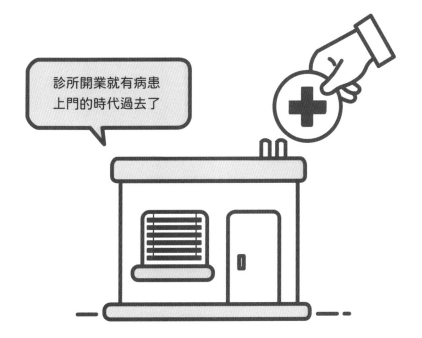

前言

最近，在談到診所經營時，「人才培育」的重要性正漸漸受到重視。

在過去，醫界的組織架構基本上都是以醫者為尊的金字塔構造。

何以為尊？這裡指的便是在組織當中擁有絕對權力的那個人，凡事只聽他登高一呼，眾人便會遵命執行。反之，正因為這種當老大的人表現出「什麼都懂、什麼都行」的態度，身為下屬的人根本不需要動腦，只要聽令行事就好。久而久之，大家也就慣於放棄思考，最後養出一堆一個口令一個動作，沒有指令就不會做事的奴工。

在當時的時空環境之下，這樣其實也不會產生太嚴重的問題，但問題是「時代變了」，今後醫界的環境將產生重大轉變。

在少子化與高齡化的現代日本社會，預計到了2025年時全國國民每四個人當中就有一個人超過七十五歲，甚至到了2040年時，預計每一・五名勞動力人口將需要負擔一名高齡人口。同時，由於人口萎縮，預計到了2048年時總人口將跌破1億人，在這個物換星移的當口，醫界的作法是否有與時俱進的必要，已是個不言而喻的議題。

再加上2020年的新冠肺炎，這對整個醫療業界上上下下都是個非常大的轉捩點，從此以後，當醫生的再也不是一句「開個診所等病人自己上門」就能了事的簡單差事。

還有，在日本這個長壽大國，病患追求的早就不是單純的長命百歲，而是「要長命，還要活得健康」，於是乎預防治療的重要性自然是大大提升。在這樣的情況下，要是有越多人願意以部分自費負擔來換取預防性治療，那麼建構一個符合這種需求的體制便是理所當然的事情。或許定期定額契約化的定期門診、居家醫療服務將會是今後的趨勢也不一定。

在如此瞬息萬變的環境下，若想掌握病患各種五花八門的需求，並迅速又有效率地充分應對，依靠傳統的指揮體制明顯是無法跟上這種步調的。

正因如此，對每一個醫療從業人員的「人才培育」便顯得更為重要。不是把所有動腦的工作都丟給老大去傷腦筋，而是所有人集思廣益，力創新局。

在今後的時代，擔任領頭羊的將不再是誰是老大誰帶頭，而是著重在有「領導組織能力」的人身上。

我心目中的理想領導者，是會被周遭聲音所左右的那種人。光聽我這樣說，好像這是個耳根子軟、沒主見的廢物，但這並非我真正的意思。

真正優秀的領導者，應該是一邊能影響周遭的人，同時又會表現出「你覺得如何」、「有什麼想法嗎」的一面，傾聽別人的想法；並且在確實理解別人的想法之後，會正確受到周遭影響的人，才是我心目中的理想人物。

以結果來說，這種人不會拼命鑽牛角尖，而是可以源源不斷地拋出一個人怎麼想也想不到的新點子、並提供大家新的價值觀。

在這種領導人物手底下工作的人，自然而然地就會慣於表達己見、自立自強，懂得自己獨立思考、獨立行動。也就因為組織中有這樣的成員存在，整個組織才會有成長的空間。

這一連串的發展，就是我心目中理想的「人才培育」過程。

本書中關於未來經營診所需要的「人才培育」，我將以自己的親身經歷向大家進行說明。

在第一章裡，我想跟大家談談領導者的思維與應有的態度。為了達到「最理想的人才培育」，首先領導者要帶頭做出改變，這是理所當然的事情。第二章，接著來談談人才培育需要的七種心態與技能；第三章，我會跟大家解釋一下人才養成當中的具體技巧「Coaching」。第四章來探討一下領導者自身的深造法，最後在第五章中解說關於人才培育的未來。

這些都是我在經營五間診所時所實踐、體會的方法。

希望本書能對各位支撐日本國的棟梁帶來幫助，那怕只是一分一毫，都是有意義的。

1章

從一次次的失敗中學乖，領導者應有的思維

2章

在今後人才育成時需要的心態與技能

3章 帶出員工潛力的三個教育步驟

4章

那些領導者應該學習的事

5章

今後醫療業界的人才培育會如何發展？

1

章

從一次次的失敗中學乖，領導者應有的思維

從損失五千萬的經驗當中學到的教訓

我在東京的有明開小兒科診所是2010年9月的事，當時是我當醫師的第八年。2020年是我開業十周年，旗下分院也增加到豐洲分院、勝鬨分院、田町芝浦分院、有明皮膚科，共計五間。

單從這些資訊聽起來，似乎開業以來一帆風順，完全沒碰到什麼挫折，但事實卻不然。其實在我剛開業的那五、六年裡，不斷碰到各種經營上的困難，若是要計算當時的損失，算一算大概超過五千萬元日幣。

為何會有這麼高額的損失呢？這最根本的原因在於我用了錯誤的領導方式，結果導致許多員工流失，我也失去了培育優秀人才的機會。

曾經，我也以為領導者的工作是發號施令

在前文提到過，醫師的世界裡舉凡各種事務通常是從上到下的階級制度思維，醫師說了算。這是因為唸醫科的學生從大學時代開始為了積攢人脈、認識學長學姊，經常加入各種社團活動，在社團活動裡就受到學長學姊制的嚴格管理，上下關係非常明確。當畢業後拿到醫師執照開始工作，也習慣於聽前輩或是指導醫師的指示。尤其在大學附屬醫院裡，教授說的話可是絕對的聖旨；要是在這種環境下待個十年以上，在本人在不知不覺之間，便會養成「在上位者做決策、發號施令，在下位者聽命行事」這種想法，並把這種想法當成常識。當自己跳出去開業，站在僱用他人的立場時，自然會認為給出明確指示、指導員工作業都是自己的工作，受我僱用的員工只要聽我的指揮行動就好。

剛開始，我似乎也是動不動就對護理師、行政職員說「做這個」、「做那個」，對每件事情都下

具體指令。但這樣的作法，僱用的不論是「人」還是「機器人」有什麼差別呢？回頭想想你的員工都是活生生的人，不是機器人，是人就會有感情，光是被人差遣來差遣去的工作起來肯定不好玩、不喜歡工作。

說起來很不好意思，當時我完全沒想到這件事情，直到後來，我才知道大家對於我的言行舉止、工作環境的氣氛、還有對於工作本身的不滿。我還記得那時候我經常看到大家站遠遠的一邊看著我、一邊講悄悄話的樣子。

但是對於這些員工，我當時想的並不是要改善這狀況，而是覺得「不想做就不要做，反正後面還一堆人等著排隊」。我認為既然我都已經做了我份內的工作，那做員工的人不能遵從我的指示就是對方的問題。

有一次，我和員工起了衝突。我因為其他工作耽誤遲了一會看診時間，當時員工對我說：「開診時間快到了才趕來是不對的」，但我當時回嘴說：「除了看診之外我還有其他工作要做，你要是不高興你回去好了」，沒想到當下員工真的轉頭就走，辭職再也沒回來過。

更糟糕的是，我還在其他員工面前說過那位離職員工「那個人就是這樣不好啦」之類的話；站在我的立場來說，我是希望其他人能理解我也有我的理由才會說出那些話；但站在員工的立場來說，講這種話就像是我在給自己找理由開脫，聽了只會不舒服。

在這種狀況下，員工自然是向心力全無，那陣子有不少人提出辭呈。

即使如此，仍有部分員工願意留下，這背後的原因我想應該還是因為我發了相當於七個月薪水的獎金等手段，用酬勞才慰留下來的。即使如此，光靠金錢還是無法培育出人才，即使留得下人，也留不住心。在2015到2016那「黑暗的一年」，我確實領會到這一點。

一年內走掉二十名員工，印象深刻的「那黑暗的一年」

2010年當我在有明開診所的時候，那地方還算是醫療的空白地帶，所以診所客源不斷，附近的病患都上我這來求診。另外，直到2015年為止，院內就只有我一名醫生，賺多賺少全看我個人努力，利潤也非常充足。在當時的情況下，我興起了在豐洲開設新診所、擴展事業版圖的想法。

同時，對於凡事都靠我一個人挑大樑感到了心有餘而力不足的窘境，大概就是在這個時候，我在一場朋友開的派對上認識了一個男人，他說「我願意幫你分擔工作，經營方面的事情就交給我吧」。那個人是做顧問工作的，對於當時感到過勞的我來說，有這麼個「朋友的朋友」願意幫忙，自然是願意放心找他來幫忙的；於是過沒多久，我就僱用這個男人來當我醫院的事務長。

事務長上任之後，他以「薪水與工作成果不成比例」為由，向我提出要將員工的獎金縮水為一個月薪資；他說就算可能有人會因此辭職不幹，但這樣反而可能會招來更優秀的人才，對醫院的將來或許是有益的。我相信了他這套「可能」、「或許」的說詞，對員工宣布獎金縮水的消息。

這下好了，一聽說獎金縮水，我手底下的內勤人員一口氣有五個人攤手說不幹了，這都是在2015年夏天的事情。

接下來好不容易找了六個人來填補人力空缺，但這六個人也陸陸續續在隔年春天之前都離職了。再加上為了擴展業務版圖，我在2016年春天時為了夏天在豐洲開新分院，招募了包含三位醫師在內一共十個人，這十個人當中有七個人等不到豐洲分院開張就辭職了。

在這一年當中將近二十名員工辭職，這使得我身心俱疲，對我來說，這真的是「黑暗的一年」。

「招聘僱用」這項行為其實是非常耗時耗錢的一件事，尤其是聘用醫師的情況，如果透過人力仲介公司，那被他們收的仲介費用可是比聘用一般員工還要來得高。另外，要是招聘來的是新人，那還得從教育工作開始做起，這些時間精力都是成本。

要是從我開業開始算起，一直到2016年為止，這當中不斷累積的各種人事費用所帶來的損失已經超過五千萬日幣。

人才流失所帶來的並不光是金錢上的損失，要是大家看到你的診所動不動就在換醫師換員工，病患都會懷疑「這診所是不是有問題啊」。如果是小兒科診所，做家長的一定不會安心把小孩交給這種診所醫治。換句話說，員工不願意待的診所，病患也不願意來。

在失敗中體會到自己做為一名領導者的不成熟

過了很久我才知道，自2015年以後，這位事務長對新聘的員工到處鼓吹「院長不懂經營，什麼都不會」、「我才是那個會為大家著想的人」等等，各種想方設法破壞我形象、拉抬自己的聲望，最終導致職場當中產生嚴重的信任危機，成為促使員工離職的原因之一。

可是話說回來，會聘用這種貨色當事務長、又使得員工離心向背，說到底都是因為我這個做領導者的不成氣候所導致的。

也正因此，在這黑暗的一年當中我體會到，之所以留不住員工的心，原因都出在我身上。

從那之後，我就開始思考，身為一個經營者、領導者，我該怎樣改變自己。首先，我先從坊間常見的各種經營及領導統御的書籍還有講座開始著手。

在這些資訊當中最令我印象深刻的，是研究領導者的權威史蒂芬・柯維所寫的《與成功有約：高效能人士的七個習慣》。

靠著這本書，我開始反省自己過去的所作所為，並且體會到什麼才是一個成功領導者應有的思維，也理解了自己離成功還差了十萬八千里。

另外還有一本書，那就是擁有282名醫師及超過4500人員工（2021年1月時）的SBC醫療集團代表相川佳之先生所寫的《熱情經營》，這本書當中有許多領導者應引用借鏡的地方，令我獲益匪淺。

至今我仍在不停摸索前進，我今天能經營五間醫院、旗下有110名員工，這全都是因為我失敗過一次，從失敗中吸取經驗並明白自己的不足之處。只有在知道自己哪裡有問題之後，才能解決問題，並且使自己成長得更迅速。

如果你也是個失去自信的領導者，那麼現在正是你成長茁壯的最佳時機。

做為一名領導者，最重要的思維是什麼？

當員工一個接著一個離開時，我總會有「要是那時這麼做就好了」、「要是我沒說那種話的話……」等等的想法。但即便是你改正了自己的言行舉止，這也僅限於表象上，若你不是打從心底進行改正，那麼總有一天還是會被人識破，終究不是治本之道。

在我嘗試過多種方法、不斷重複學習與實踐之後，得到了一個結論：經營者與領導者之所以能成功，最重要的都在於他們的「思考方式」。甚至可以說，一個組織是成長還是衰退，全看領導者的思維。

創立了京瓷與KDDI電信，被稱為「經營之神」的稻盛和夫先生對於工作與人生的重要性有他自己的一套獨到見解。

他認為，人生與工作可以用「思考方式、熱情、能力」這三個要素來解釋，這三個要素被他稱為是「人生的方程式」。講得更具體點，他認為「人生、工作的結果=思考方式×熱情×努力」，而這三個要素當中，又以思考方式最為重要。

為什麼思考方式特別重要？因為熱情與努力二者只有「有」或「無」（只有零跟正數），思考方式卻有可能是消極、是負面的。

即使你的熱情與能力再高，若是陷入負面思考，照剛才的方程式套出來的結果就會是「負數×正數×正數」，結果還是負數。

若你沒有正向、積極的思考方式，你的人生、你的工作是不會有好結果的。

影響的金字塔

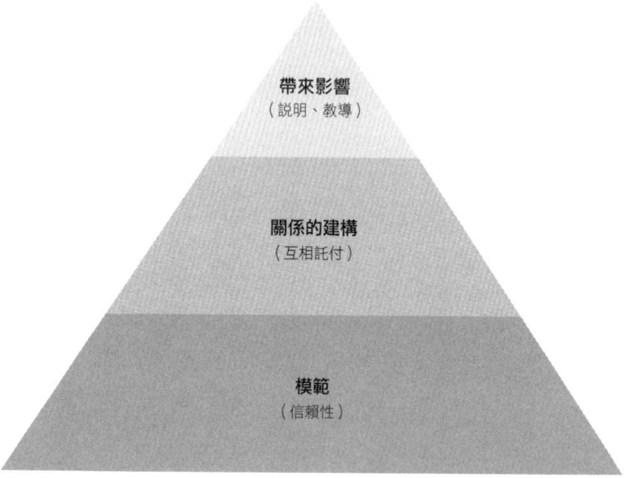

引用自《7個習慣 原則中心的領導模式》

領導者最需要的是能讓人產生信賴感的思維邏輯悅

那麼，領導者需要的思考方式是什麼？

這並不一定會有一個明確的答案，甚至有可能因人而異。唯一可以肯定的是，你需要有一套能博取周遭的人信賴的思考方式。

身為經營者、領導者，你不光是需要得到下屬、員工的信賴，還得得到客戶、貿易對象的信賴，這樣才能讓整個組織機器轉動起來。所謂的「我想在這個人手底下做事」、「我想跟這人請教一下」……這些想法其實都是源自於對他人的信賴所產生。

就如上圖所示，在信賴這個地基之上，就可以縮短彼此之間的距離、建構良好的關係。在建立了良好的關係之後，你才有可能指導對方、向對方下指令、帶給對方影響。我透過各種書籍與研究，認為要得到信賴需要時刻記住以下三個前提。

重要思想①：人生便是彼此取悅

重要思想②：試圖理解對方

重要思想③：嘗試接受不同的意見

接下來我們就詳細解說一下這三點。

重要思想①：人生便是彼此取悅

做為經營者，想要得到周遭的信賴，我覺得其中有一點很重要，那就是人生就如同在競爭、比較「如何取悅他人」。

這句名言原本是出自於《麵包超人》漫畫繪本的作者柳瀨嵩先生。在商場上，我們經常會追求所謂的「雙贏互惠」，的確，你有好處、我也有好處，這種互有利益的狀況對彼此可能都是最理想的，但若是有輸有贏的狀況下，人豈不會想辦法把對方踩在自己腳下？要是有了這層想法，那之前辛苦建立的互信關係便將化為泡影。

當我腦中的天使正在與惡魔拔河，為了該不該比對方多搶一塊餅而掙扎時，柳瀨先生的這句話無異於醍醐灌頂，我一聽到這句話便認為「此言深得我心啊」。

所謂的「彼此取悅」，照柳瀨先生的解釋，指的是如何讓對方感到喜悅，在你想要從對方身上獲得什麼之前，要先學會給予與付出。

「我一直在想，一個人什麼時候最為快樂？思來想去，最終我得到的答案是人最快樂的時候，就是他帶給其他人快樂的時候。就這麼簡單，一個人只要能帶給他人快樂就是他最大的喜悅。」

（引用自《另一個麵包超人的故事》）

稻盛和夫先生也說，在做經營決策時最重要的就是「利他之心」。相較於「只要自己好」的利己之心，利他之心是「即使需要犧牲自己也要幫助他人」的心態。稻盛先生認為只要抱著這種心態，行事不計較眼前的利害得失，那麼周遭的人自然願意出手相助，你做為經營者的眼界也會提升，做出來的決定也自然會是對的。

若是能帶給他人喜樂，這同時也會等於給自己帶來喜樂與充實感，彼此之間產生信賴互助、打開自己的視野等等，可以說是你施得越多，受的也越多。

打個比方，就好像我出書，出書這件事情就算是一種「給予」，我將自己學到的、經驗過的事情化為知識、傳播開來，希望能讓讀者從中得到些領導或經營的啟發。這些都是發自我心底為了想要帶給他人喜樂而做的。

以結果而言，可能有些醫師在看了我的書之後想認識我、或者想到我這裡來工作，對我來說都是有相當大益處的。

對員工的教育也是一樣的，就像我對我醫院裡的員工，在我院內的新人研習內容不是教他們工作該怎麼做，而是教他們每個人要曉得去追求人生的幸福為目的。如果只是為了考慮醫院的營運，那我只要讓他們學會工作上的各種技巧就好，但若光是教他們這些東西，他們也就只會這些東西，而沒有學會應用能力，對他們將來碰到的各種狀況就派不上用場。這就像是碰到了一個喊著肚子餓的人，而你丟了條魚給他吃是一樣的道理；那個人下次肚子餓的時候還是只會等著人丟魚給他吃，最終就只會服從命令行事。

你若是真的為了每個員工的成長、成功著想，那就該給他釣竿，教他怎麼釣魚；換句話說，就是該教他人生及工作上成功的秘訣。如此即使他將來離開你，不管是離職跳槽還是獨立，他都能在下一個職場打出一片天。

有人會說，啊你好不容易培養出一個堪用的員工，他就這樣走了，對你來說難道不虧嗎？我不這麼認為。離職員工要是從我的診所獨立出去並且能在其他地方大展身手，那才是對診所最佳的活廣告，大家會認為「這間醫院／這個經營者很會培養人才」，這對我的診所品牌形象是有幫助的。

重要思想②：試圖理解對方

為了取得他人的信賴，我所重視的第二件事情是「試圖去了解對方」。

會這麼想，自然也是因為過去我不孚人望，得不到大家的信賴，這是我本來就沒做到的事情。那時候我只顧著發號施令，希望大家光是聽我指揮就能理解我想要做什麼；實際上，若是沒有充分的信賴關係，你不管說什麼都打不進其他人的心裡。

而談到建立互信關係，與其讓對方了解自己，不如由我們主動去了解對方。

就好比說碰到病患（客戶）投訴吧，這種狀況我們首先都要先聽完對方的投訴內容並理解他們的心情才知道該怎麼應對，對吧。

不管你有沒有聽完對方投訴的內容，要是你只顧著說「關於這件事情我們怎樣怎樣……」之類的用自己的立場去說明狀況及原因，對方是不可能聽進去的，甚至還反而會惱羞成怒。

最重要的是，你需要表達「造成您的不便與困擾，我們非常抱歉」這份情感，同時要能表示同理心「您一定非常不安吧」、「想必您對此相當不滿」，接著持續傾聽對方的投訴內容。有時候也需要給些反饋，提出自己的疑問；你該做的不光是要把事情的經過一五一十全部摸清楚，還要兼顧撫平對方情緒的目的。

只要用這種態度應對，對方也會感受到你的誠意，他們會覺得「啊，這個人有聽懂我的意

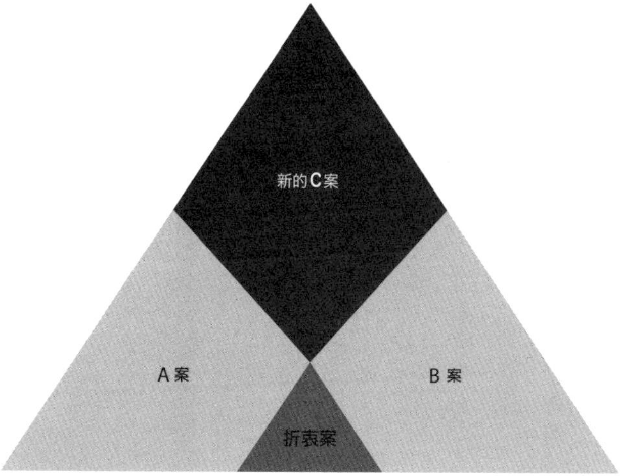

思」、「他能接受我說的話」。也只有這樣，患者才願意聽你說話。

身為領導者，若想與周遭的人形成良好人際關係，像這樣「理解對方」是有必要的。我也是靠著這種方式，大幅改善了自己與他人的關係。

重要思想③：嘗試接受不同的意見——＊

還有一點，我認為做一個領導者需要能「嘗試接受不同的意見（反饋）」。

說起來跟「理解對方」可能很像，不同之處在於你需要積極地去找出那個與自己意見不同的聲音。同時，這也不是叫你盲從他人的意見，別人說什麼就照做，而是要從這過程當中產生共鳴，這才是真正重要的。

所謂的共鳴，就是一種加成作用。打個比方，假設我的意見、我的想法叫做A案，別人的意見、別人的想法叫做B案，這時候並不是選擇「非A即B」或「非B即A」，而是從兩個不同意見當中生出一個新的C案。這個C案也不是A與B的妥協方案，而是A跟B都沒設想到的、更加優秀的方案，這樣才算是加以前我都是用我的A案去對員工發號施令，讓他們做事；現在我開始會聽員工的心聲、採納他們的意見，整個經營風格也都有所轉變。由於我總是徵求大家的意見，每位員工都會開始思考「如何讓整間醫院變得更好」。如此這般，整個組織都會因加成效果的恩惠而開始能自行產出新的創意及改善對策。這種徵求不同意見的做法，其實也算是「給予」員工成長的機會。

另外關於領導者應具備的思維邏輯及所扮演的角色，我們在第二章再來談談。

磨練你的思考能力、鍛鍊你的實作能力

領導者應具備的思維，並不局限於前面我所提到的三點，接下來我們就來談談其他重要的思維。

有句話說，「所有的事物都是經過兩次創造而成的」，這句話也是出自於《七個習慣》，意思是人類對萬物的創造形成，都要先經過創意層面在腦海中成形一遍，接著才會在現實世界具體成形。即使你想創造一樣東西，若沒在腦海中確確實實地構思成形，是無法完成理想中的東西的。

就好比說，我今天開個醫院，要是我這醫院沒個業務方針、沒個營運藍圖，只管著天天收病人進來醫好了送出去，這樣的經營總有一天會出亂子。這跟在路上漫無目的亂跑是一樣的，因為你沒有

設定目標地點，自然也就無從到達目的地，最終只是無謂地浪費金錢與時間。

相對地，如果你只是在腦中沙盤推演而完全不採取行動，這當然也不可能成功。

當你試著開始挑戰一件新的事物，或者試著創造一件事物時，你需要的是建構完成圖或設計圖的「思考能力」，以及將思考化為現實的「執行能力」。

只要將這兩項能力磨練並發揮，這就是你的工作與人生通往成功的康莊大道。

透過TTP磨練思考能力

為了鍛鍊思考能力，你需要「TTP」。所謂「TTP」就是「徹底抄襲到底」，將成功者的想法、思考模式徹底記下來融會貫通，化為自己的圭臬。

想要提升思考能力，歸根究柢，你只能從聽取他人的意見下手。

關於這部分我所採行的方法是積極參加各種講座或研習會，想辦法製造與成功者對話的機會，並且閱讀任何看起來有參考價值的書籍。

每次參加講座，對你來說都是一次與志同道合的朋友相識的機會。我就靠這種辦法認識了一些每個月會碰一次頭的夥伴們，彼此交換資訊、互相提供意見，這些都是對思考能力的一種鍛鍊。

為鍛鍊你的執行能力找個理由

說完了思考能力的鍛鍊，那麼磨練執行能力又該怎麼做？

要發起行動，需要先下決定。要是你不能抱著強烈的意識發起行動，那結果自然不會成功。

同時，要下決定，你會需要一個好理由。這個刺激你行動的理由越明確越好，因為這會加速你下定決心的步調。

好比說「瘦身」，這是個即使你有理想目標也很難付諸實踐的一件事情對吧。對我來說也是這樣，我當初只是隨便想著要瘦個三公斤，卻始終沒達成這項目標。

可是到了2020年，我突然成功減重超過五公斤。這是我跟其他三十個人一起進行瘦身所得到的結果。這些夥伴是SBC醫療集團的相川先生與慕名而來的人們，他們大多都是企業經營者。

雖說我只是為了減肥瘦身而加入這群人，但他們有個規定，你要加入必須交十萬日圓的保證金，要是你沒達成瘦身目標，那這十萬元就會被沒收。

既然在眾人面前決定了要瘦下來，那不實踐可說不過去。更何況，還有罰金這條件，更加刺激了我朝著這條路前進的決心。

在有了這些理由之後，我再次挑戰至今尚未成功過的瘦身目標，並且成功持續下去。只要你確實採取行動，那結果自然會隨之而來，所以最後我成功達到了當初設定的目標。

只要你有著對某件事情的願望或理想，接下來就把為何要做這件事情的理由明確化即可。即使當下你沒有個確切的理由，之後再找到那個理由也沒問題。就像我瘦身是「有人一起練」、「在其他人面前宣告」這樣。

做為領導者、經營者，若是有可以彼此切磋琢磨的對象，那他就不會甘願落在其他人後面。這種想要被周遭認同的意念會刺激他的行為。同伴的存在，不光是對瘦身這一件事情，在其他事情上頭也會成為刺激自己不得不向前邁進的理由。

最大的失敗就是未將支付諸行動

有些人會因為「不想失敗」而遲遲不能拿定主意，踏出第一步；這種人就是「思考」與「行動」不能同步。

當然，每個人都不想失敗，但不論你準備得再周到想得再多謀劃再縝密，你都不可能保證100%不會失敗。尤其是當你挑戰未知的領域時，因為你無從得知什麼才是正確的作法，所以失敗自然無可避免；但即使失敗也無妨，只要修正你的態度、修正你的做法就好了。

最大的失敗，是你不採取任何行動，沒有學到任何教訓。

換句話說，只要經歷過失敗，你肯定會從中得到某些反饋；只要你能從中吸取教訓，那就會吸收經驗學聰明。這就是透過實際執行來刺激你的思考能力。

還有，光說不練，只會思考而不付諸實踐的人，大多都是古板不知變通的人。嘴上說得天花亂墜，卻毫無實踐經驗的人也是這種類型，光是唱高調跟理想論卻什麼也不做的經營者、領導者，是不會有人跟隨的。

站在員工及部下的角度來看，即使偶爾會有些小失敗，但始終沒放棄朝著自己的目標前進，這種人看起來還比較有魅力並值得信賴。

想要受人信賴，你必須要保證自己的言行一致。即使只是小小的一步也好，不要害怕失敗，勇敢踏出那一步吧。

回首過去，將Mission Vision明確化

在前面也提過，光是空想，是無法將支付諸實踐的。想要得到美滿人生、工作愉快，你必須能夠具體地描繪出自己的理想形象。換句話說，你需要把Mission Vision明確化。

何謂Mission Vision？

首先，我們先來談談Mission跟Vision的差別。

我們通常會將Mission解釋成使命，但同時這個字也有「標示自己應前進的方向」這層意思。而Vision則是在Mission前方的未來願景。

當我開業時，我的Mission是「充實基礎診療、為日本的小兒科醫療做出貢獻」，Vision則是「降低嬰幼兒的死亡率」、「改革小兒科醫師的工作方式」。

我認為充實預防保健並盡可能教育患者，能改善嬰幼兒死亡率在先進各國當中排名第二的狀況，同時能改善小兒科醫師業務繁重的現狀。

在此還有一個重點必須跟大家說明，那就是你的Mission跟Vision最好是利他而非利己。

「我想變有錢」、「我想提升公司業績」，這類利己的願望屬於個人的夢想；個人夢想與Mission、Vision是不一樣的。

Mission、Vision不論是什麼樣的內容，都應該是為了他人、為了社會做出貢獻才對。

會這麼說，是因為為了社會為了他人而行動的人，必定會得到支持他們行動的夥伴。如果你只是為了個人利益而行動，那沒有人會願意出手相助。

如果你希望透過實現Mission、Vision來達到工作與人生的成功，那你就不該為了自己，而是該想想如何才能為周遭的人或社會做出貢獻。

說到這裡，「人生正如彼此取悅」的重要性不言而喻。

古時以近江國（今日的日本滋賀縣）為根據地，足跡遍及全國的「近江商人」有一套經營哲學叫做「三贏局面」。哪三贏呢，講的是「賣方贏」、「買方贏」、「天下人都贏」的三者皆贏。所謂做生意的買賣雙方都能獲得滿足的雙贏局面是理所當然的前提，而在這之上還要對世間（社會）產生貢獻才是真正的價值。

不論是Mission還是Vision，至少你也要朝著「三贏局面」努力，而要是有可能的話你最好是能來個「五贏局面」、「十贏局面」那當然是最好。這樣願意支援、幫助你的人自然會越來越多。

你也不需要覺得「像我這種市井小人物，哪有資格談這麼高大上的雄心壯志」，你所抱持的Mission、Vision越高遠，你的機會也越大。

人生的感情圖表一例

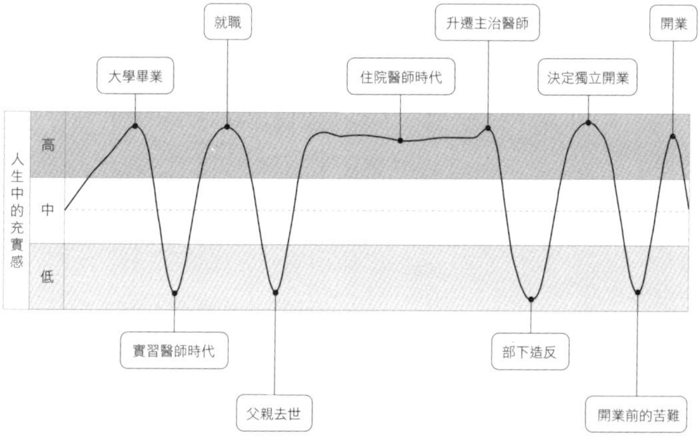

如果是誰都能達成標，那誰都不會刻意出手相助。只有遠大的目標理想，才會促使自己成長，並且才會讓人想幫你一起實現、成為你的助力。這就是所謂的「自力、他力、釋迦力」的體現，要作夢，就作大夢。

將Mission vision明確區分出來的方法

好，那麼我們剛才講了半天的Mission與Vision究竟是什麼東西？

如果你還不能分辨Mission跟Vision的話，首先請回首過去重新思考一下，因為你現在的所有

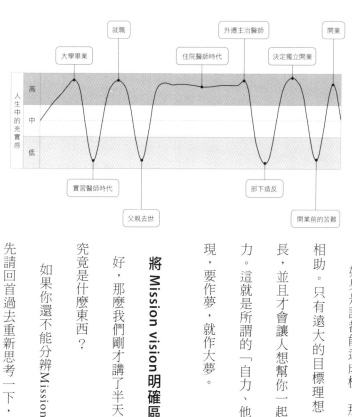

思考、行動都是基於過去的經驗累積而來。這是我對院內員工教育時採用的方法。

首先，請寫下從你懂事到現在，那些讓你印象深刻的事情。寫的時候記得要把當下你的感情也一併記錄下來，把高興、愉悅等正面情感及悲傷、難過等負面情緒化成類似圖表的東西，這樣應該就很好理解了吧？這樣還不行的話，請參照下一頁的範例。

在此希望大家注意的是「強烈情感」的部分，正面情緒最高的3%與負面情緒最低的3%，是你印象最深刻，且最強烈影響你個人思考模式的事件。

當你重新認知到這些事件、情感之後，再來想想自己真正想做的事情是什麼吧。

能帶給自己強大喜悅與快樂的事情，通常是指引自己前行的燈塔；反之，痛苦的經驗會使你感到「不想令其他人也遭受這種痛苦」，進而找到自己的方向。

還有一點，去參考一下那些至今給你帶來影響的人物或是令你嚮往的人物生平，那都是不錯的典範。

經過這些，我們才能談談如何具體將Mission及Vision化為可傳遞的言語。不管你是要先談Mission還是先論Vision，都無所謂。

講到這邊，或許我們可以把Mission、Vision用一個「夢」字來取代，這樣可能比較簡單易懂些。也不用說什麼貢獻國家報效社會，我們就直白一點，把自己將來想成為的理想、個人的願望條列下來吧。

條列出自己的願望之後，若想實現自己的夢想，接下來就應該想著如何貢獻社會、如何帶給他人喜悅。

持續磨練你的 Mission Vision

將Mission與Vision化為實際語言後，我建議大家將這些內容寫在紙上記下來並且放在你隨時可以看得到的地方。或者你要把它寫在日記本、行事曆，等到有時間的時候再來看也可以。當你不斷看到這些文字，就會再次提醒自己應該朝著什麼目標前進，並且促進自己下決定、採取行動。

還有一點，讓大家知道你的想法、將你的想法傳播出去也是很重要的。要讓越多人對你的Mission與Vision產生共鳴，你就需要讓越多人聽到你的聲音。同時，當你的聲音傳出去了，自然就會得到其他人的反饋，這當中就會有許多值得你參考的意見或建議。你再從這些聲音當中重新審視自己的Mission與Vision，又可以再次淬鍊自己的目標。

Mission與Vision並不是定下去就海誓山盟，而是應該不斷淬鍊的。不光是從周遭人的反應，你也可以順應時勢變化，不論是一步步向前還是大步邁向自己的目標，這都隨你。

就如我，也是在不知不覺間也與開業當初的目標漸行漸遠。那時候我的理想是「改善世界先進國嬰幼兒死亡率第二名的現狀」，並開了自己的第一間醫院。

對我來說最大的變化就是開業第五年那時候，雖說也有可能是因為預防保健做得好，使得嬰幼兒死亡率降低，但我始終因為員工大量辭職而感到難過，也因此我改變了自己的初衷。如果錄取新員工，那你必須從頭說起，向你的新員工說明你們的目標、展示一下你們的方針。同時你也可以透過新員工對你的反應來反覆修正自己的目標。

在那時候，我把自己的新Mission改成了「創造能安心育兒的社會環境」，同時Vision也改成了「父母能打從心底微笑、小孩活潑有朝氣的社會」。在找到新目標的同時，我也找到了改造組織的契機。

在那之外，診所的營運也上了軌道，一旦產生了與同事一起朝同一個目標邁進的感覺，就會開始想「我的人生保持這樣的現狀真的就滿足了嗎」。在此之前，診所的Mission與Vision就是我個人的Mission與Vision，但我在這時候開始捫心自問，除了醫院的營運之外，自己想要做的事情到底是什麼？

此時我才想到，「周遭他人的成長，會對社會產生貢獻」。當初我是在「人生便是彼此取悅」這項大原則之下，才開始對員工教育多加注意的；而在我注意到了這點之後，更是希望能幫助越來越多的人成長茁壯。

結果，我將個人的Mission修正為「以教育者的身分引導大家成長，對社會帶來貢獻」，Vision改為「希望日本成為家家戶戶都胸懷利他精神的國家」。為此，我開辦了以開業醫師為主要對象的「醫療經營大學」（參閱P.183），在本書中，我會再詳談這項行動帶來的意義。

如此這般，Mission、Vision是會隨著環境而逐漸轉變的。快則三個月，慢一點至少也會是一年一次，你應該對自己的Mission與Vision進行重新審視與修正。

從未來反思你應有的Mission Vision

究竟自己真正的目標為何，為了找到這個答案，我在此再向各位介紹一個Mission、Vision的確認方法，那就是不斷問自己同一件事情。

那件事情，「你希望在你一百歲的生日派對上，司儀或參加的人是怎麼形容你的」。當人生接近終點時，你希望周遭的人是怎麼看待你的？只要找到這個答案，你自然就能想像理想中的自己會是什麼形象，也就能找到人生的目標。

我對自己的想像是「培育出許多優秀人才、為社會做出貢獻的教育者」、「透過親子教育，對社會做出貢獻的人」等等，這會直接與你個人的Mission、Vision產生直接關聯。將來我還想嘗試挑戰開辦學校或講座，不光是對小孩，我想對他們的父母親帶來正面影響。

請試著想像一百歲時你自己的形象，在慶祝你生日的宴席上，你會是在什麼地方、被那些人包圍著？他們會對你說些什麼？請試著具體想像一下。

設定Mission與Vision時，就好比讓腦海中的印象化為現實那樣簡單。當你為了實現自己的目標而持續成長，這同時也就是在充實你的人生。

在論述Mission Vision時最重要的「Why」——＊

尋找自己的Mission與Vision，不光是只透過「百歲誕辰」問題這個方法去找到答案，同時還要試著回首自己過往的經驗與記憶。

即使你已經將你的Mission、Vision寫成了白紙黑字，在他人看來，這也不過就只是白紙黑字；不管你再怎麼高喊「我要透過這種手段貢獻社會」，在他人聽起來，這就只是「嘴上說說誰都馬會」，完全無法打入對方的內心。

要論Mission、Vision，不可忘記「Why」的存在。為什麼你的Mission是這個？為什麼你會有那樣的Vision？被問到這些問題時你能不能給出個明確的答案，這就決定了你的說服力。要是你能明確回答「Why」，那麼你說的話就不再只是空話，而是「打從心底真心想這麼做」、「認真朝著這個目標前進」。

我之所以說要達成「創造一個能讓人安心生育子女的社會」、「做為教育者帶領大家成長，對社會做出貢獻」這些Mission，其實也都是起因於過去發生在我身上的事情。

之前也提過的，2015年時我與我的員工之間關係不太融洽，從那之後每當招募新員工時，我必定先對自己設下新的Mission。那時候當我在問診時診斷病患得了流感，我便會囑咐家屬在小朋友發燒後讓他們休息個五天左右，盡可能讓病患在家休息；這點每每讓家屬感到難以適從，他們這些做父母的大多都會反應這種醫囑讓人非常困擾。

說起來也不意外，雖然把小孩送進了幼稚園，但小孩卻因為生病而不停請假，這也迫使家長不得不請特休在家帶小孩。久而久之，做家長的也難以兼顧工作，說更遠一點那就是連房貸都可能有償還危機，最終不得不考慮搬家等等。在少子化特別明顯的日本國內，正因為生兒育女非常辛苦，做為一名小兒科醫生，我認為我也應該為少子化問題多盡一份心力。

正因此，我就將自己的Mission改為「創造一個能讓人安心生育子女的社會」，我認為即使小孩生病了家長也能安心工作的環境非常重要，所以在2019年於豐洲開設了病童保育室。在成立保育室之後，下一步我考慮到的是更根源的問題，究竟是什麼促使現代日本社會的雙薪家庭成為主流家庭結構？

在日本高度經濟成長期的時候，賺錢養家是男人的事情，女人只需要當個專職的家庭主婦就好，這是當時的主流家庭構成。那這樣說起來，雙薪家庭的比例之所以提升，就是跟日本的GDP成長停滯三十年這件事情有絕對的正相關。我甚至認為這一波經濟成長的走緩，其實是源於日本教育方式在第二次世界大戰之後至今完全沒有任何改變所造成的。

正因如此，為了解決今日少子化的課題，我認為這個國家需要培養出能帶動日本經濟成長的人才，而這所意味著的Mission，就是「做為教育者帶領大家成長，對社會做出貢獻」。

過去的所有經驗、情感都會跟我的Mission、Vision產生關聯，最終成為促使我想要達成目標的動機。只要能了解我的人都會感到「原來這就是你充滿熱情的來源」，進而願意支持我。

「為什麼」、「出於何種動機」等等，這些促成你Mission、Vision的故事都會帶給人們共鳴與感動，使他們能理解你的堅定意志。無論如何，請一定要記得回首看看自己的過去，這會讓大家成為你的粉絲，有能力且有意願幫助你的人也會隨之出現。

2

章

在今後人才育成時
需要的心態與技能

領導者應該是施予者、是引導成長的人

接下來，我會具體解說我個人所實踐的人才培育方式究竟是如何進行的，在第二章裡，我們一起來思考一下身為一個領導者應有的思維邏輯是什麼吧。

比如說，「領導者」與「無法成為領導者的人」的差別在哪裡？

光是背著「ＸＸ長」、「ＸＸ總指揮」等職稱，手底下有人，這樣是無法判斷他是否具備領導者資質的。符合這些條件的人當中，一定有人只是空有名頭而不具備應有的能力。

是否夠格做個領導者，要看他是自立自強，還是只會依存他人。如果他經常處於依存狀態，也就是只會伸手接受他人施予，那這個人便不配稱為領導者。

領導者不應該是接受「施予」，而是主動「給予」的那個人。就如我在第一章畫過的金字塔圖，教導、說明等對他人產生影響的事情都是領導者的工作範圍（參照P.26），若只是接受他人指示或處於依存狀態，是無法培養自己的影響力的。只有突破依存狀態、並能自立的人，也就是「會自己思考、自己行動的人」才有可能對周圍造成影響。

領導者應該是「主導」而非「自主」的人

再者，你的行動必須有著「主體性」而非「自主性」，這兩個詞聽起來非常相似，不過你若是去找本字典來查一查（在此引用digital大辭林），就會發現以下敘述：

- 自主：不受外界干涉或保護、獨立行事（這種性質被稱為「自主性」）
- 主體性：依照自己的意志、判斷而採取行動的態度將兩者的意思做個比較之後，自主性看起來像是對於自己想做的事情用自己想要的方式去進行；而主體性則不光是以自己的意志，同時還會參照組織的Mission與價值觀等，依照狀況採取手段及對策。

那麼我們應該具備的，就不是自主性而是主體性了。領導者的重要作用在於對周遭產生影響，當然，這裡所說的影響並非負面，而是正面的影響。不光是對部下以及所屬的組織，對於你的客戶、甚至是對於社會，都要能做出正面的貢獻。

讓我們來回顧一段美國第三十五任總統約翰・F・甘迺迪的名言：「不要問你的國家為你做了什麼，而是要問你能為國家做些什麼」。

真的要對周圍做出貢獻，並不是動起來就行了，你需要的是具備正確的價值觀並依照這項價值觀採取行動。而價值觀的根本，則是你個人或者是你所屬組織的Mission及Vision。根據你的

Mission、Vision做出應有的言行舉止、帶給周遭人事物正面影響，這才是身為一個領導者應該做的事情。

對部下不能凡事有問必答

為了帶來正面影響，我還有個心得跟大家分享一下，那就是「不要直接給答案，而是給他們自己思考的機會」。換句話說，就是做領導者的人應該要帶領同事或部下，並且激發他們的主體性。

領導者如果只是想著要「提升成果」、「培育部下」，那就容易發出「去做這個」、「那樣做比較好」之類的明確指示。但就如我在第一章提過的，如果只是給出你認為正確的正確答案，那其他人是不會成長的，甚至還可能剝奪他們的成長慾望。

這就跟你對一個不愛唸書的小孩指著鼻子叫他用功唸書是一樣的，小孩只會覺得是受到你的逼迫而去唸書，根本不會有動力，就算唸完了書、做完了功課，對他們也是沒有太大幫助的。

通常，如果家裡的小孩是那種會自立主動讀書的類型，那麼他們的家長大多也是在家會自己看書、學習的人。小孩會看著大人長大，學習大人的一舉一動。

領導者的本分也是如此，以主體性行動做為他人的模範，同時要給他們自己思考、行動的機會。

在我的醫院裡，我會要求員工「以Mission、Vision為目標，做你認為正確的事、自己判斷現在應該做的事情」。另外如果是從為了患者的角度出發、你要做的事情與你的Mission一致的話，那我還會再提撥五萬日圓預算供你自由使用。也因此，在我指示各分院在院內設置壓克力板之前，他們都早我一步採取必要的新冠肺炎感染防治對策了。為了防止在新冠肺炎流行期間小兒健診及預防疫苗接種來不及這些狀況，我們會設定專門用於預防接種以及健診的時間，這些都是我員工他們自己下的決定。他們的這些決定、判斷很不錯，在患者之間都收到好評，也受到不少人的感謝。

舉個例子，以前有位母親帶著生病的姊姊還有妹妹一起，拿著本院的介紹信要去附近的醫院轉診。姊姊生著病還抱著仍在襁褓中的妹妹，站在一旁不知所措；我醫院的員工就接過來抱著，陪他們走去另一間醫院。

其實當時這位員工的舉動並沒有事先獲得我的允許，照規定，員工在工作時間是不可以擅離職場的。但這位員工他在將心比心之後做出這項判斷，並付諸行動。

最終，患者對我們說這位員工「在她一個人忙不過來的時候出手幫忙，讓她安心許多，非常感謝」。我身為領導者，聽到這樣的話真的是高興得不得了。

正因為我不是製造了一個只會由上往下發號施令的環境，而是促使所有員工發揮主體性，他們才懂得判斷「現在應該做的事情」並且採取行動。而這些有主體性的員工，正是有可能成長為下一個領導者的人才。

新時代領導者的七個必備思維與技能

為了成為一名有人望、能帶給周遭正能量的好領導，我將必備的七種思維列舉如下：

①胸懷大志、要活得有計畫性（未來志向）

②把資源投在重要事項上（選擇與集中）

③要有自信

④找個夥伴

⑤要有自己的專業

⑥健康管理／維持自己的身體狀況

⑦養成習慣

接下來，我們就一個一個講下去吧。

①胸懷大志、要活得有計畫性（未來志向）

1969年，美國國家航空暨太空總署（NASA）實現了第一次的人類登陸月球表面，這項被稱為阿波羅計畫的壯舉始於1961年，當時的美國總統約翰・F・甘迺迪曾公開宣稱「將會在1960年代實現登月計畫」。在訂下了十年這一個大概的目標之後，他們從這個目標進行逆推，並且成功達成了這項目標。

即使不是達成什麼人類史上第一次的豐功偉業，但若想要完成什麼事情，第一步你需要的就是目標的設定跟計劃的立案。我在第一章也講過的，如果不知道目的地在哪，那你既不可能前進，也不可能成長。正因如此，我們必須要明確界定Mission、Vision（目標）的存在。

打定了目標，接下來就開始逆推整個進程，訂定計畫。把所有可能成為計畫阻礙的因素全部列

領導者的思維（放眼未來）

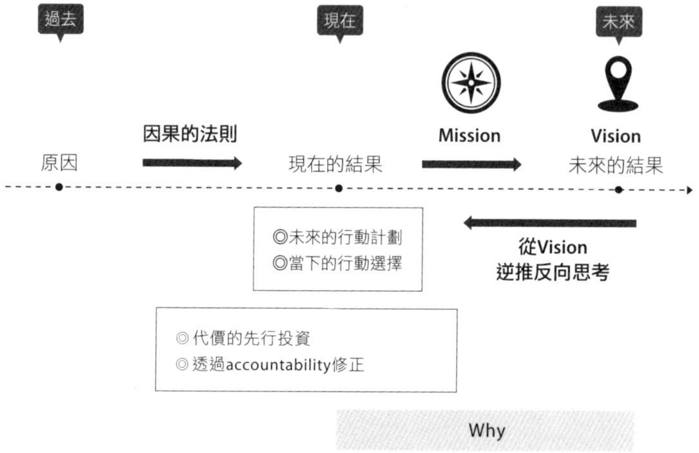

出來當成課題，並且思考解決課題所需的具體流程。

凡是有因必有果，這就是「因果法則」，反之，若想得到好的結果，那你就必須得種善因。因果、因果，無因便無果，這是不變的道理。你該做的便是把達成你的目標當成終點，然後去訂定你的計劃。

還有，實踐你的計劃還需要幾樣東西，那就是在37頁提到的「找理由」與「代價的先行投資」，另外還有「accountability（報告與反饋）」。

為了追求你理想中的未來，勢必得付出代價。

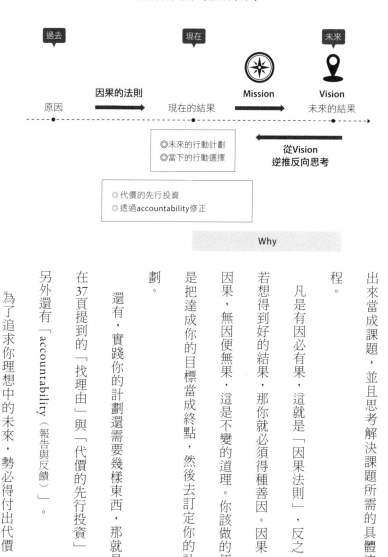

就如同體育活動拿金牌或是減重都需要努力付出，為了訓練都得付出時間跟金錢是一樣的。你必須先做出先行投資，之後才能收到成果。

除此之外，環境與自身的狀況是隨時都會有所改變的，你必須學著定期修正自己的目標與計劃。這時候如果你借助他人的力量集思廣益，便有可能注意到一些一個人沒想到的課題或解決方法。你可以試著向值得尊敬的成功人士或經營者同好請益，在有需要的時候能夠提供你具體回饋與協助的顧問是非常重要的。

②把資源投在重要事項上（選擇與集中）

時間是有限的，如果虛擲光陰，最終只會落得徒呼負負的下場。你應該正確抉擇將時間投注於哪些事情，並且要集中在這些事情上。同時，身為一名領導者，你不可忘記要為了自己的Mission、Vision而行動。

你或許會覺得我在說廢話，但你若是被日常的業務及生活所困擾，精神集中在處理眼前的事務上，那麼在不自覺間你就會將「實現Mission、Vision所需的事情」拋到腦後。

義大利經濟學者維佛雷多・柏拉圖提倡「柏拉圖法則」，在經濟學上這法則意味著「結果的80％是由原因的20％所造成」。到了現在這點被套用在企業上就變成了「企業利益的80％來自於20％的員工」，「八成業績來自於兩成的客戶」等等，是在經營學與市場學當中被廣泛運用的理論。

如果將工作（行動）與成果套用在這句話上頭，就會變成「成果的八成來自於兩成的工作（行動）」。反之而言，大部分無法直接看到結果的工作（行動），就佔了八成。

想要有效運用時間，就應該正確選擇那兩成可以立竿見影的工作，並將這些工作的比重提高到八成。關於這部分，由於Mission、Vision的計畫大多屬於長期且持續的，並沒有特別的急迫性，所以經常會被認為是「就算現在不做也不會怎樣」。但你應該在乎的並不是緊急不僅及，而是這件事情對你的組織或你個人來說重不重要，判斷每項工作的優先順序是非常重要的。

再者，為了預防自己浪費時間，你可以試著反過來逆向思考「有所不為」。只要審視自己過去的行為舉止，就會發現有些事情是你習慣性地投注時間在那上面，但實際上其實對自己是並沒有任何意義的。

順帶一提，我的「有所不為」是「道不同，不相為謀」。聽起來這句話好像很冷血，但我並不是說我只會用利益去評斷他人。對我來說，價值觀不同的人比較接近像是「跟我有著不同Mission、Vision的人」。比如說，那種非常想過安穩日子、經常覺得「現在這樣最好」不想踏出舒適圈的人，這種人跟我就沒辦法產生共鳴。

即使撥出時間相處，也不會有什麼對彼此有建設性的發展。

反之，如果是能刺激我成長，或者是支援我的人，跟這些人的交往就很重要了；還有能讓我覺得「想支持、想幫助他達成夢想」的人，我也會積極與這些人交往。

因為新冠肺炎疫情，造成人與人無法像以前那樣經常見面，趁這機會確認一下自己的交友圈，你就會發現有很多人是「不跟他見面也無所謂」的。這或許是個重新整理一下自己交友圈子的好時機，整理一下多餘的人際網路，有時也可以讓你的心靈更加健康。

③要有自信

在啟發訓練的講座當中有一種很常用的手法叫做「自我肯定」，這方法就是將自己的願望用「我將會在XX方面成功」、「我會達成XX願景」等句型不斷重複、對自己的潛在意識進行催眠。這方法也被稱為「肯定的自我暗示」、「肯定的自我宣言」，當你對自己的肯定感提升，就會獲得自信，最終就會刺激自己抱著積極正向的思考及行為舉止。

反過來說，如果你沒有自信，那你很容易就會陷入「如果失敗了怎麼辦」、「我這種人一定不可能成功」等負面思考，最終裹足不前。

為了讓自己朝著心目中的Mission、Vision前進，對自己抱有自信是必須的。對於那些本來就很肯定自己的人而言或許不會有這個問題，但若你本來並不是個很有自信的人，突然要你強迫自己硬起來有自信，這恐怕不會是件容易的事情。

這個時候，你可以試著把目標訂得低一點，讓你稍微努力一下就能達成自己設定的目標。只要成功達成，就會稍微提升一點自信；即使失敗，你也算是踏出了第一步，從過去的失敗當中找到改善的方法，對自己說「下一次就會成功」，也能找到一點積極的正面意義。

從零開始一點一滴累積，最終就能養成「我可以做得到」、「我是有價值的」這樣的自信。

④找個夥伴

目標越是宏大，你一個人能達成的可能性就越渺茫，即使能靠一己之力實現，你所付出的人力物力時間都非常可觀。想要用最短時間達到目的，你需要願意出手相助的同伴。對你的Mission、Vision有所共鳴，願意協助你的員工、廠商、客戶等等，你的同伴越多，越容易成功。

馬斯洛的需求層次理論

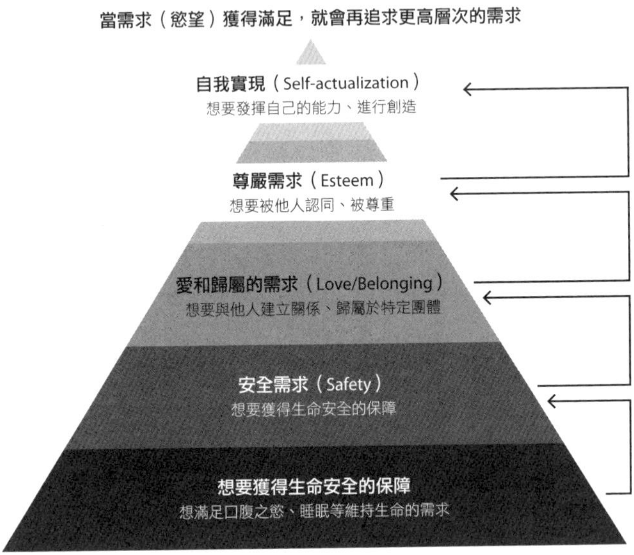
當需求（慾望）獲得滿足，就會再追求更高層次的需求
自我實現（Self-actualization）
想要發揮自己的能力、進行創造
尊嚴需求（Esteem）
想要被他人認同、被尊重
愛和歸屬的需求（Love/Belonging）
想要與他人建立關係、歸屬於特定團體
安全需求（Safety）
想要獲得生命安全的保障
想要獲得生命安全的保障
想滿足口腹之慾、睡眠等維持生命的需求

那麼，人究竟會對哪些事情感到喜悅？

這時候我們就該來參考一下心理學的著名理論「需求層次理論」。這是由美國心理學家亞伯拉罕・馬斯洛（1908～1970）所提倡的學說，他認為人的需求基本可分為五個層次（參照上圖），從低到高分別是「生理需求」、「安全需求」、「愛和歸屬的需求」、「尊嚴需求」、「自我實現」這五項。

換句話說，滿足這些需求，就可以使他人感到喜悅。不過，人一旦滿足了自己的需求，就會開始追求更高層次的慾望。當滿足了生理需求、安全需求之後，人就會開始追求更高層次的慾望，如果你只會用獎勵來刺激對方的行為，那很快地就會失去刺激的效果。

打個比方，身為領導者，給你的員工發薪水、讓你的員工吃飽穿好讓他們生活安定，在工作上也盡可能對他們伸出援手，這些都是天經地義的事情對吧。除此之外，你還要適當感謝他們的存在、讓他們認識到自己的價值，提供他們可以促進成長的工作內容並且打造一個適當的工作環境，讓他們每個人的能力都得以發揮，這一切都很重要。只有當他們滿足了更高的需求，他們才會真正感到喜悅，並從而產生對你這個領導者的信賴、成為你真正的夥伴。

⑤要有自己的專業

在工作上，你不光是需要了解自己負責的業務，你需要的是能對整個業界及組織全體有個通盤的了解。即使你只是診所的醫師，也不是說只知道診療相關的業務就好，而是應該連文書及護理師的工作內容都要有所掌握，對整個診所的大小事有個綜合的理解。

這並不是說有了綜合性的理解就能將自己的能力發揮到最大限度，身為一個領導者，光是這點程度是無法做出什麼成果的。你在有了這個綜合性的能力之後，還要磨練你自己的專業能力、務求成為獨當一面的專業人士。

想做到這點，你應該有的是不停學習前進的態度。不光是書要讀、講座要參加，更要積極尋找各種能為你指點迷津的成功人士，向他們求教。隨時隨地，你都得做好吸收新知的準備。關於提升成果的各種實踐方法，會在第四章中再做詳談。

⑥健康管理／維持自己的身體狀況

正如那句老話「身體是你的本錢」，身心健康是可以帶來工作成果或是產生利潤的。當你身體狀況不好，即使你有再高的能力也無法100%發揮出來。一手創立Panasonic（以前的松下電器產業）

集團的松下幸之助先生就常常對他的員工說「健康管理也是工作的一部分」。

要做一個充滿活力對工作有幹勁、能做為周遭表率的領導者，那你就得養成習慣，維持自己的身體健康。至於方法嘛，每個人有各自的體質，維持健康的方法自然也因人而異。在此，我提供幾項我自己在做的健康管理方法，僅供大家參考。

生理面的健康管理

適度的運動對於預防肥胖、維持身體機能、保持體態都是不可或缺的，以我個人而言，我每周至少會撥三個早上去運動。

當然，你如果要挑晚上去運動也不是不可以，我要說的是「早上七點開始運動」、「晚飯前做運動」之類的這種固定時間固定行程比較容易養成習慣。就我個人的狀況來說，早上是我最有空的時段，所以我都是挑起床之後這個時間去運動。也因此，我養成了早睡早起的習慣，這也對我的健康管理有所幫助。

我現在正在做的運動是被稱為「FEELCYCLE」的運動方式，他們主打在黑暗中隨著音樂的旋律踩健身車、做重量訓練等等。這種運動方式的特徵是在一節課45分鐘之內你完全不需要在乎周遭他人的眼光，可以完全集中在自己的動作上頭。

說到飲食，我的早晚餐都由妻子替我張羅，但基本上我會注意均衡攝取肉類、魚類、蔬菜、菇類、海藻等食物。中午，我有時是帶便當，有時是出外覓食解決；但吃多了會想睡覺，影響到下午工作的狀況，所以我盡可能不吃太飽，甚至有時候會不吃午餐來調節身體狀況。

心理面的健康管理

正如前面在「②把資源投在重要事項上（選擇與集中）」所提過的，「不要跟不重要的人見面」是保持心理健康的秘訣。當你謹慎選擇自己花時間相處的對象，你的精神被擾亂的機率就會少很多。

還有一點，就是「越是身處逆境、越要積極正向解釋自己的處境」。活在世上，任何人都會碰到各種逆境與困難，要是你在這時候只想到「難過」、「不安」等負面情緒，那你整個人都會被負面感情所掌控，對身心靈都會有不良影響。這個時候，你應該做的是強迫自己用積極正面的態度去解釋一切事物。不管碰上多少挫折，我都會認為這是「成長的機會」。只要嘗試克服眼前的高牆（課題），就能得到新的知識及經驗，這些都一定會幫助你成長。

比如說在日本新冠肺炎期間，開診時間與來求診的頻率都比往常少，這對我們這些開業醫師來說是非常虧的事情。但我積極面對這種狀況，接著就想出了線上問診以及上門看診的辦法，又開始做以一般公司行號為主要客群的PCR檢查業務，這也讓我掌握了新的客戶。當你感到困擾的時候，沒有必要一個人全部扛下來，我建議你應該要積極借助他人的幫忙，這時候由他人的眼光來看事情，或許可以得到一些自己沒有的新觀點，從而找到解決課題的新辦法。

要是事情進展得太順利，我反而會擔心「是不是忽略了什麼問題」而陷入不安。這時候我也會徵求周遭的意見，尤其是我每個月會定期與其他經營者做交流，我們把這種行為稱作「Master Mind」；當你有志同道合的夥伴時，你們彼此交換意見就不光是促進工作成果順利發展，同時還可以促進心靈安定。

最重要的是要抱著「不要被過去與未來所束縛」的正確心態。那些懷著各種煩惱、陷入精神失調的人，大多都有著悔恨過去、對未來感到不安或絕望等等的負面思慮。過去的事情就已經過去了，你再怎麼後悔也無法改變，未來的事情都還沒發生，你再怎麼擔心也不能預知一切。對於這些沒有辦法解決的事情以及找不到正確答案的問題，你花再多時間在這上面也只是在浪費時間。

當你感到自己受到過去或未來的束縛，那你就該試著修正自己思考的方向。不是過去、不是未來，你該看的是眼下最重要的待辦事項且積極正面地去解釋各種狀況，這才是對自己最有幫助的。

⑦養成習慣

在前面我已經介紹了六項應有的思維以及技巧，不過，這一切都需要持之以恆。即使你有再高遠的Mission、Vision以及實現這些目標的精密計畫，若你沒有遵照計畫持續行動，一切都是白搭，不可能成功的。所以，你必須要把這些計畫內容變成你的習慣。

養成習慣，意思就是在無意識之下重複進行一件事情。就像「晚上睡前要刷牙」、「早上起床要洗臉」之類的，就算不特別提醒自己，你也會每天主動去做，對吧？只要將這些行為變成習慣，即使不刻意耗費勞力，你也會自然而然執行這些動作。

那麼，要想將行動化為習慣，又該怎麼做呢？像是節食或慢跑，這種事情就算想做，實際上很多人都無法持續下去。養成習慣這件事情最難的部分，是因為人類的大腦本來就討厭突來的變化。

當人類還在以狩獵維生的時候，若是要涉足未知的土地，或者是嘗試將從沒吃過的東西放入口中，這些事情都伴隨著生命的危險。大腦會對這些突如其來的變化產生抵抗，追求沒有變化的「維持現狀」，並且對此感到安心。

換句話說，想要養成心的習慣，就必須花時間慢慢改變自己腦內的反抗，使其聽從你的指令。具體來說，就是將你想變成習慣的事情，先實踐個2～3個月試試看。比如說一般的菸癮治療是以12周（約三個月）起跳，要是中途失敗則戒菸成功率極低，這點是眾所周知的事情。

你想做一個成功的領導者，那就必須得理解養成習慣的重要性與養成習慣的訣竅，SBC醫療集團的相川先生就是其中一人。以前，相川先生跟他的朋友們在減重時設定了一個月減重7.5%的目標，一個月過去之後，大部分人都成功達標，可是這時候相川先生卻說要「再減一個月」，我問他為什麼，他說，「雖然目標是達成了，可要是現在就停下來，那就不會養成習慣。為了維持現在這個狀態，我打算以養成習慣為目的再辦一次減重大會。」

我跟著他們一起拚了整整一個月，好不容易結束之後卻聽到相川先生說出這種話，當下除了驚訝，另一方面卻也感到敬佩。遇事應為則為之，為了達成「養成習慣」這個目標，大家還是盡可能試著持續兩三個月吧。

為了養成習慣的第一步就是發起行動，雖然這舉動有時會以失敗收場，但就如同我在第一章提過的，「給自己找個理由」（參閱P.36）。為什麼要採取行動、你行動的必要性是什麼，盡可能將你的理由給明確化，而且理由越多越好，這樣你越有實踐的動力。發起行動，朝著你的目標前進，這同時也會磨練你的決策力與行動能力。

想要打造好的組織，必須先成為值得信賴的人

要打造一個組織，大致可分為四個步驟。

第一個階段是個人（自己）。這是組織的最小單位，當多個個人集合在一起，那就成了組織。

同時，當複數個個人聚在一起時，彼此之間就會產生人際關係，這就是第二個階段。

將複數人的集合體統整為一個團隊或集合體，這就是第三個階段的「經營」。在這個時候，你將開始需要組織戰略以及系統化的管理。在通過以上三個階段之後，第四個階段才是將組織具體化企業或醫院等，成為一個完全的組織。

成立組織所需經歷的四個步驟

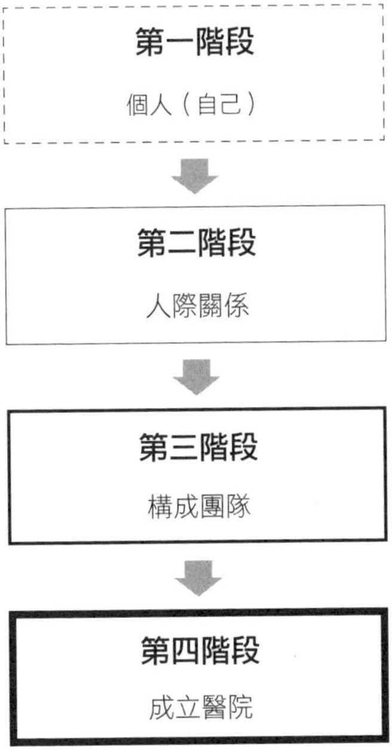

當組織無法順利運作，該檢討的是「自己」——❋

在組織運行方面，理解上述四個步驟是你營運不可或缺的前提；最重要的是，你千萬不可忘記組織其實就是個人的集合體。當組織無法順利發揮其機能，這時候通常大家都會先從調整組織戰略、改變你的管理系統，或是從修改內部規定等管理方面下手。但，以我個人的經驗而言，做這些都是白搭，當你回頭審視時就會發現這些對策很少有真正有意義的。

那麼究竟該做些什麼？首先，你需要重新審視組織的最小單位，也就是個人；個人，尤其是領導者個人，他能不能發揮他應有的效果，會對組織的存在產生巨大影響。

之前也提過了領導者應有的思維與技巧，但是在談論這些東西之前，最重要的是信賴。你若想要成立一個優秀的組織，那麼你身為領導者就需要得到周遭所有人的信賴。因為只有透過信賴，你才能夠打好人際關係的基礎。

若沒有充分的信賴關係，即使你經營手腕再高明，組織也無法正常運作。組織內部的成員之間彼此猜疑，然後為了解決猜疑問題，你可能會轉而加強內部監視及各種懲罰規定等各種錯誤決策，這樣下去要想讓大家都跟著你朝同一個目標前進是不可能的。

當組織內部出現問題時，做領導者的應該先反省自己的言行舉止是否有問題，這點請務必記住。在你審視完自己之後，再來檢討自己與員工之間的關係、員工之間彼此的關係是否有需要修正的地方；至於經營政策的修正，在這之後再說不遲。

領導者另一個存在的意義在於發揮自己所長

在職業棒球的世界當中，偶爾會出現「Playing Manager」（球員兼教練）的現象，但基本上你很少聽說哪個人這樣做還能有偉大成就的。

在組織內，如果一個人同時要兼顧現場業務與管理業務，那就意味著他的工作量會比其他人來得重、做為現場工作者的效率也會受到牽連。同時，別忘了你是領導者，領導者還得帶新人帶部屬，勢必得花時間在其他人身上。正常來說，做領導者的人本來就得負責其他人的成長，並且想辦法製造他人活躍的舞台，但你同時身兼球員又兼教練，這樣必定不可能充分盡到你領導者的職責。

另一方面，如果以開業醫師來說的話，一般自己出來開診所的醫師很多都是胸懷大志，想說「身為醫師，我想用我的方式來照顧病患」、「我這輩子都想活躍於醫療最前線」什麼的。但當你實際開了自己的診所，你會發現除了自己想做的醫療工作之外，你還得花很多時間在管理業務上頭。那要是你想只顧著經營診所這塊，那也不行；別忘了你是院長兼醫師，院內只有你一個有醫師執照，大多數人最終都是被迫做著球員兼教練的工作。

不管是當醫師還是當院長，想扮演好這些角色，你的工作負擔都會很沉重；這對於打造良好的組織風氣、實現自己理想中的醫療服務都是有害的。

重要的是在何時、該如何放手

想要有效率地達到你的Mission、Vision，必須使組織內的每個人都能充分發揮自己的能力。這不光是指你的部屬，對於做為領導者的你來說也是一樣；身為組織的一份子，你也必須將自己的能力發揮到最大極限。要做到這點，你必須學會對於自己的強項以外的部分做個取捨，換言之，你得學會如何正確運用「他力」。

在一般組織當中，領導者只需要專心做好管理工作，現場的業務全部丟給部屬處理即可。但如果你是開業醫師，而且對於醫療工作有著相當的自信，那麼你就應該給自己打造出一個能專心從事醫療工作的環境。即使不能完全把自己投入在臨床醫療上，至少也要培育出可靠的部門主管來替你分擔大部分的管理工作。

當然，即使是醫師，如果你自認為自己比較適合做組織整體的營運工作，那把自己的工作重心放在營運上面是最好的。即使不能立刻轉型，你至少應該要先做好將來聘用其他醫師的準備。

總之，在非自己所長的業務方面，你必須要培養出在這方面能取代自己的領導人物，如此才能讓自己的表現更上一層樓，同時也能改善組織運作。

在員工成長的同時，你需要記住的「四個步驟」

做為一名懂得培育人才的領導者，你需要知道員工成長所經歷的階段。在組織內部培養人才時，基本可以將這個流程分為四個步驟：

- **第一個步驟：理解所屬的單位（醫院）** ↓ **使員工學會自立**
- **第二個步驟：被所屬的單位（醫院）理解** ↓ **培養員工成為部門的領導者**
- **第三個步驟：理解法人全體，並被法人全體理解** ↓ **培養員工統合多個部門的能力**
- **第四個步驟：被法人外部所理解** ↓ **培養員工自立門戶的能力**

在這四個階段的成長過程中，難度最高的是第一階段到第二階段，就是從一開始到培育成獨當一

員工成長的四個階段

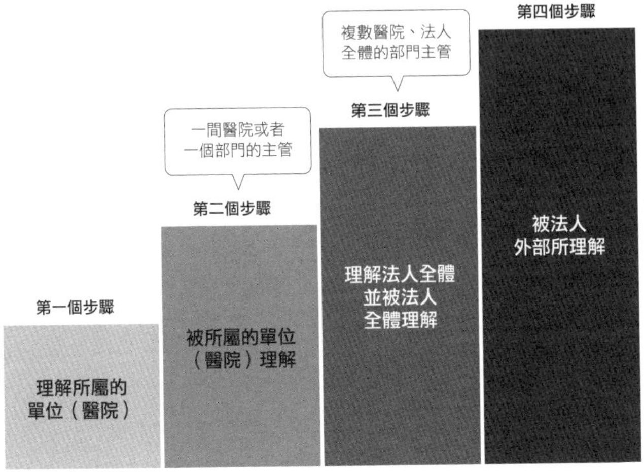

面的領導者這一部分。這也是員工本身必須付出最多心力的部分，所以你站在培育者的立場，需要多費點心思在這上頭。

第一個步驟：理解所屬單位（醫院）——＊

第一個階段，是讓員工去理解自己所屬的單位。如果是一個經營多間診療單位的醫療法人，那所屬的單位就不是一個部門，而應該視為一間醫院。在這個階段的主題是培育員工「學會獨立」，讓他們從沒有命令就沒有動作的依存狀態中蛻變成能自行獨立工作的個體；當他們成長到了可以獨當一面領導一個單位的時候，就算是通過了第一個階段，可以開始進行下一個階段了。

至於怎樣判斷一名員工是否已經突破了這第一道關卡，我通常會用P.90的一份確認清單來判別，看看員工是否已經有能力實踐上面寫的每一項工作。

這份清單上面所有項目都有一個共同目標，那就是「是否能獲得周遭的信賴」。在第一章已經說明過，要做好一個領導者的工作，你必須要能獲得同事與客戶的信任；在此我對員工要求的標準就是清單上寫的「能為人表率的思考與行動」。

這當中尤為重要的是第一項「要會追究自己的責任」還有「為了明確的目的、目標而採取行動」這兩點。

①要會追究自己的責任

當問題發生或者在什麼事情上失敗時，你是否曾怨天尤人、怪罪他人、抱怨社會、指責這個時代？不管你的理由有多充分多正當，最終這些理由都只是「我沒有錯」的藉口，並不會使情況好轉。

想要成功、成長，不要怪罪他人，先學會責怪自己。

不過這也不是要你什麼事情都說「這是我不對」，這世界上有許多事情是你個人無法控制或無力干預的，為了不可能干預的事情去懊惱、去白費力氣，是不智的行為。

當問題發生時，在那個當下你的第一個想法應該是先追究自己的責任、將這問題當成自己應解決的課題，接著再嘗試尋找自己能改善解決的部分，並且採取對策。

②為了明確的目的、目標而採取行動

不管是工作還是人生，你都必須隨時將自己的目的、目標劃分清楚，並且以實現這些為前提而採取行動。

這邊的重點就如之前所提到的，就是你需要有「主體性」。不要等著人家給你下命令，而是自己思考、自己行動，而且行動的結果要能與組織的Mission、Vision互相結合。這樣才符合一個獨立個體應有的行動，也才稱得上是擁有領導者必備的資質。

第一階段的課題（確認用清單）

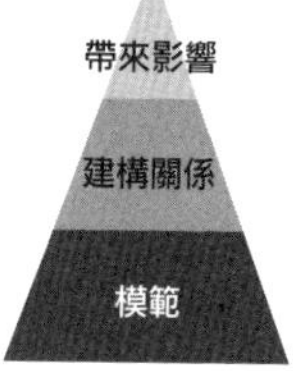

〈影響的金字塔〉

模範（信賴性）

- ☐ 能做好健康管理
- ☐ 會打造乾淨且舒適的空間並懂得維持
- ☐ 會笑著跟人打招呼
- ☐ 積極開朗，富有正能量
- ☐ 是個誠實的人
- ☐ 會做時間管理（遵守時間）
- ☐ 不排斥成長與變化（不會因過去或常識所困，相信事物的可能性，有什麼事情做不到不是找理由，而是要想著怎樣才能做到）
- ☐ 樂於接受工作委託（看到有誰需要幫忙就會適時伸出援手）
- ☐ 符合本院的穿著打扮

建立人際關係

- □ 對過去到現在所發生的一切事情有所理解
- □ 會追究自己的責任（能接受他人的反饋意見、謙虛不做作）
- □ 責任制（履行說明責任）
- □ 尊重其他部門並會彼此交換意見，打破部門之間的高牆

帶給他人影響

- □ 抱著感恩的心、傳達感恩之情
- □ 各種節日、喜慶要表達祝福（進公司、離職的慶賀、周年紀念日、生日、子女出生等等）
- □ 不要只會聽一句答一句，要使用更具主體性的詞彙進行對話
- □ 根據符合自己Mission、Vision的行動方針（價值觀）採取行動（不靠感情用事，並得了解什麼才是最重要的事情）
- □ 為了明確的目的、目標而行動（在四個活動領域當中的第二領域內活動）※
- □ 碰到壞消息要先講出來（客訴、缺失等負面狀況需要盡早與上級報告、協議）

※什麼是主體性的說法？

反射性的說法	主體性的說法
完全沒辦法	應該有什麼辦法可以解決
已經決定好了	我們一起想想有什麼替代方案
這個人令人厭煩	冷靜下來再想想吧
這種事情不可能被認同	我們換個角度想想
這件事情非做不可	那我們就這麼做吧
我做不到	我會選擇這麼做
這件事情非得要這麼做才行	我想這麼做可能會比較好
要是有先~的話	我來負責做~

※4個活動領域指的是？

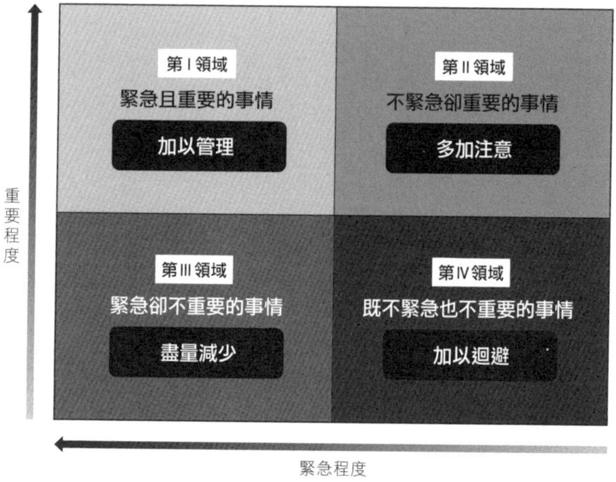

第二個步驟：被所屬的單位（醫院）理解

在這個階段，做為一名部門的領導者，思考、行動時你的立場必須從「我」變成「我們（團隊）」；你需要為團隊整體做考量、採取行動。比如說，業務改善提案（流程化、文書化、流程簡化等）或者是「利益最大化、經費最小化」之類的行動，或者是組織改革、與利潤相關的措施都是你必須做的。

這裡最重要的是你必須與你的團隊成員建立「互相依賴」的關係，你不需要一個人思考、獨斷獨行，而應該是跟你的同伴們一起交換意見、產生連帶感。因此，你得表現出認真聽人說話的態度、確實理解對方想說的話及當下的情緒，即使對方說的內容跟你的意見相反也不要直接予以否定，而是先聽完對方想表達的意思。像這樣影響周遭也同時被周遭影響，久而久之就會自然產生彼此的連帶感。

對於第二階段，我還有另外一個理論，「事情順利的時候要看看窗外（想著成果是靠大家努力得來的）、事情不順利的時候要照照鏡子（反思自己的責任）」、「一旦訂下了目標，就一定要達成」，這些都是你會用得到的。

對部屬個人來說，千萬不要只把焦點放在自己擅長的事情上，同時應該不停嘗試自己不擅長或者沒接觸過的事物。如果你是個「怕生、對面對人群感到害怕」的人，那你或許該試著參加會議或研習活動，培養自信，或者是在護理師的工作之外，試著透過網頁向患者傳達最新的醫療訊息。當你身處第二階段，不管是讓你的上司多給你指派些任務，或者主動參與各種活動以爭取練習的機會，都是非常重要的。

在第二階段應具備的思考與行動會列舉在P.95，只要能完成這些項目，那就獲得了足以前往下一個階段的成長。

第二階段的課題

模範（證明你的可靠程度）

- □ 與第一階段的言行一致、一貫性（不是隨口抱怨、不滿，而是抱著感恩的心並表現出言行一致、做人有一貫原則）
- □ 己所不欲，勿施於人
- □ 不是透過糖果與鞭子驅使他人行動，而是為了他人而行動
- □ 不管發生什麼事都能冷靜應對
- □ 人不管是為人處世還是業務技巧都足以為團隊的模範
- □ 明白自己能控制的範圍只有自己個人的行動

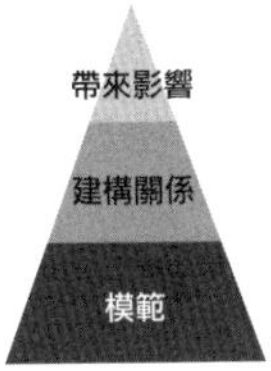

〈影響的金字塔〉

第二階段的課題

建立人際關係

- [ ] 把實現他人願望當成自己的願望
- [ ] 感謝他人願意把壞消息第一時間告訴你
- [ ] 與團隊（部門、醫院）成員建立信賴關係
- [ ] 發揮團隊成員的長處（著重在成員或組織的優點）
- [ ] 能明確設定團隊成員的目標（明確表達你對他人的期望）
- [ ] 提升團隊成員的士氣（以誘導他人找到答案來取代直接回答他人，以溝通觸發他人自覺等等）
- [ ] 將團隊成員的意見轉達給經營層（報告、聯絡、商量）
- [ ] 當錯誤發生時，應著重在事實（what）而非個人（who）

帶給他人影響

- [ ] 將你所學化作行動，並刺激周遭採取行動
- [ ] 對所有事物進行簡化、視覺化（說明書、業務流程、課題、溝通內容等）
- [ ] 對周遭宣揚你的Mission、Vision、價值觀
- [ ] 以一對多的方式取得大量意見
- [ ] 能夠培育人才
- [ ] 能同時滿足團隊利益與客戶（病患）滿意度、協力廠商滿意度

第三個步驟：理解法人全體，並被法人全體理解

在這個階段，需要的是能統合多個部門的領導能力；如果是經營多個分院的法人，那麼在這階段的人才需要的就是能掌握並領導全體分院的能力。雖然你一樣是帶一群人，但在第三階段，你要帶的是更大的組織、更多的人；換言之，你必須要能給更多人帶來正面影響。

這時候你需要的是「俯瞰視角」，也就是能從上方觀察盤面全局的能力；為了做到這一點，你需要理解法人全體的業務及課題，還有各部門領導人的一切。

同時，為了推動大型組織產出更大利益，「名正言順」就變得非常重要了。「為什麼你現在需要做這件事情？」、「為何這件事情有其重要性？」等等，你能否明確給出一個理由（Why），將會極大影響部屬的工作效率以及願意出手相助的人數。

說到名正言順，你的理由越誇張越好，比如「要說為何，這都是為了實現SDGs的理想……」、

「為了改善地球環境……」等等，這樣聽者自然也更容易接受你的理由、更有動力為了你出一份力。所以，做為一位掌管大型組織的領導者，找個好藉口是你不可或缺的能力；包含以上這些內容，下面列舉的事項就是在第三階段你所需要面對的課題。

第三階段的課題

模範（證明你的可靠程度）

- □ 與第二階段的言行一致、一貫性
- □ 有俯瞰全局的能力（在第二階段的所有項目當中，能理解法人全體的架構、並對其產生影響力）
- □ 不光是追求結果，對於過程也要有所堅持
- □ 能做到反向思考（從結果反推進行演算所有進程）

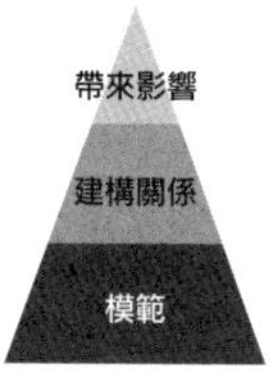

〈影響的金字塔〉

第三階段的課題

建立人際關係

□ 懂得為部屬打造實現自我的舞台（能創造讓部下活躍的機會）

帶給他人影響

□ 有能力在法人內部的全體研習會上擔任講師

□ 對凡事有自己的正確答案（即使遇到挫折，也能找到改善方案）

□ 擅長為自己製造一個名正言順的狀況

第四個步驟：被法人外部所理解

在這階段，要求的不再只是你能成為組織內的領導者並且獨當一面，而是同時還要能獨立完成自己的工作。換句話說，當你受到他人委託，並以顧問的身分提供營運、僱用、人才培育等Know How，除此之外還可以寫書、四處演講，那麼你就算是通過了第四階段。

在我僱用、指導我的員工時，我都是以將他們培養到第四階段為我的預設長期目標。這是我個人對「彼此取悅」一貫性的表現，同時若員工能成長到這個地步，便做好了獨立的準備，不管是在資金面還是人脈方面，都能讓他們的人生更加多采多姿。更不必說，你為了國家社會培育提供了優秀的人才，這也算是一種社會貢獻。

再換個方面想，要是從你手下獨立出去並且打出一片天的人才越來越多，這對你醫院的評價也有正面幫助，在組織內產生的空缺又可以帶動新的僱用機會，對大家都是有好處的。

第四階段的課題

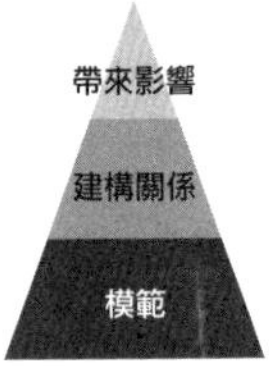

〈影響的金字塔〉

模範（證明你的可靠程度）

建立人際關係

- [ ] 與第三階段的言行一致、一貫性

帶給他人影響

- [ ] 接受外界的邀請，對外提供自己的Know How（經營方式、開設分院、培育人才、招攬病患、ES、CS的促進、人才聘用等等）
- [ ] 能對外界做演講、開辦講座
- [ ] 能對醫療業界、對其他業界造成正面影響

3

章

帶出員工潛力的

三個教育步驟

STEP 1
學習能讓人信賴的溝通方式

在這章當中，我想具體跟大家談談在前一章的第一到第四個階段應該如何具體實踐。在此所使用的方法，我稱之為「Coaching」。

在教育部屬時，理所當然地，你會需要透過「Teaching」來傳達自己已經掌握的技術、知識、經驗等。但是，若僅透過「Teaching」來傳達，這樣培養出來的人才只會是懂得應聲的應聲蟲。想要部下能積極主動，並且促進他們的成長，學會Coaching便是勢在必行。所謂的Coaching是一種輔助行為，不是要你單純回答部屬的提問，而是要你先傾聽對方的意見、來回問答，再給予對方一些提示，使得部屬能自行摸索出正確答案。Coaching大致可分為三個STEP，第一個STEP，建立你與部屬之間的信賴關係，打下Coaching的基礎；第二個STEP，是你需要在提供建議之前先了解你的對象。最後一個STEP，是你也要學著受對方的影響，彼此產生連帶感。

接下來，我們就從第一個STEP開始看起吧。

為了獲得信賴的10個重點

在第一個STEP當中，你如何與你的部屬建立信賴關係將是最大的關鍵。在本書的開頭我已介紹過什麼樣的思考方式才能讓人產生信賴，這部分我們將在此對溝通及待人接物等具體部分做更詳細的說明。請記住，我所說的這些都是為了讓客戶及支持者願意信任你必須的重要行動。接下來我將分成10個重點說明。

第一點，說話要老實。
第二點，要尊重一切。
第三點，做出最佳成果。
第四點，守信。
第五點，力爭上游。
第六點，對彼此負責。
第七點，認真傾聽。
第八點，珍惜資源。
第九點，回顧過往。
第十點，站在受人支持的一方。

接下來我會分項說明。

第一點，說話要老實。

在人與人建立互信關係時，「不撒謊」是一項必須條件。若是你曾經用一些模稜兩可的方式或是說場面話來搪塞對方，當哪天你被人抓包的時候，對方就不會信任你。一個不說真話的人，是無法取信於任何人的。比如說，當你失敗或犯錯時，與其說謊或替自己找藉口開脫，不如老實說明事情經過並道歉，這樣還有比較容易被認為是「正直的老實人」，被人所接受。

另外，你能否赤裸裸地將自己攤在大家面前，也是很重要的一點。如果你的主管是個不會刻意隱藏自己弱點、不諱言自己不成熟的人，那做為部屬，你也比較會願意開誠佈公、彼此互相幫助。

以我自己的診所來說，我會把每天的業績、財務報表、患者的評語、網路上的評價都公開跟所有員工分享。當因為新冠肺炎造成整體業績下降四分之一時，其中一位醫師自主提案說「既然現在工作量變少了，那我自願只領一半的薪水」。

當你說話，有多少數字就說多少數字，不知道的事情就說「我不知道」，做不到的事情要說

「我一個人沒辦法做到這件事」。只要你是個能以這種態度說話的老實人，那你就算是個優秀的領導者了。

第二點，要尊重一切。

即使對方是你的部屬，你也應該帶有敬意，打從心底尊敬對方。

誹謗、中傷、批判等傷害對方的行為當然不用說，更重要的是，你必須將自己對他人的尊敬化為詞彙表達出來。比如說：

「我對你的這一點感到非常尊敬。」

「我打從心底感謝你做了這件事。」

「我希望能與所有員工打成一片，就像家人一樣。」

不過當你試圖表達某件事情時，並不是單純從你嘴裡說出來就行了。就好比你對一個只有三歲的孩子讀國中課本，整本讀給他聽，他也是聽不懂的。「你說出來」跟「對方能理解」是兩碼子事，而且兩者有天差地別。正因如此，你必須考慮清楚對方的立場與層級，並且理解要怎樣才能讓對方確實理解你的意思。溝通時要心存敬意，確定對方能理解你所說的一字一句，這才是最重要的。

第三點，做出最佳成果。

光說不練的人，得不到部屬的心，也不會有任何人願意支持。這種人若是成為一個組織的領導者，那這組織的壽命大概也沒幾天好活了。

在你高揭Mission、Vision的大旗時，你就必須拚命努力朝著實現這些目標的道路前進。而當你做出了一點成果，有了業績、有了利潤這些實實在在的東西，才有可能得到部屬的信賴。

還有，對部屬的獎勵，不要光嘴上說說，應該用實際行動來表示。打造一個適合工作的環境、提供與工作內容相符的報酬，甚至是提供機會讓員工能獲得成長，這些也都是一個領導者份內的工作。

前面我動不動就提到新冠肺炎的影響，這其實是個考驗領導能力的機會。就連我自己也是一樣，一邊是業績下滑，另一邊又是新分院開張，還有招募新進員工的工作也進展得不算順利，名額招不滿。不過當時我所在乎的是「最好的結果」，也就是「現在這個當下可能會很難熬，但只要熬過去了，大家就能獲得請假時不用顧慮東顧慮西的工作環境」。在那之後，人才僱用工作也漸入佳境，現在這部分應該已經不需要我再操心了。

第四點，守信。

講到工作，通常會有期限、預算、成果、品質等等，都是需要所有參與者彼此約定並共同努力達成的事情。反之，組織則應遵守約定，為所有員工提供「完整的工作環境」、「適當的工作內容」、「適當的報酬」。所謂的勞動，便是由各種約定所組成，勞資雙方彼此遵守這些約定就是確保各種工作能推行下去的最基礎原則。

正因為是基礎中的基礎、原則中的原則，遵守這些約定就成了勞資雙方彼此之間的最低底線，要是連這個底線都無法遵守，就不用談了。比如說，「我們找一天一起吃飯吧」這種約聚餐的說法是會有很高機率不能成行的。跟人約定時要盡可能明確其內容，固有名詞、數字也必須要盡可能具體告知才行。

若是跟外部做交易時，每個約定都需要明明白白、寫在白紙黑字上做成契約書。即使是公司內部的上司與部屬之間，互相訂下某事的雙方為了避免在認知上有誤差、有一方對內容掌握不充分，應盡可能將具體內容文字化並留下紀錄會比較妥當。

第五點，力爭上游。

不安逸於現狀、持續改善、改進的態度是非常重要的。說明白點，即使你做出了點什麼業績，也不應滿足於自己的成就，反而要開始追求新的目標、帶頭嘗試新的技術與系統，永遠要追求最好、最新、最佳、最高、最完美的境界。

我活了這大半輩子見過許多人，我的感想是越是能力越高、技術越專精的人，越願意投注精力在學習新事物上面。這樣會不會造成專精的人益加專精、不擅長的人越發疏遠的兩極化狀況，這個我不敢斷言。但我敢說的是，那些總是力爭上游的人，不會對自己的現狀妥協。而那種不斷挑戰的精神，會帶來周遭對他們的信賴。

第六點，對彼此負責

雖說實際執行工作（行動）的是你的部屬，而你身為領導者則需要為這一切成果負責，但在追求最佳成果時這樣的思維仍是不充分的。你必須讓你的部屬也產生責任心，並且他們也需要對於所有的結果負一份責任。

在我的醫院裡，所有員工每三個月要訂定一次目標，然後以一週為單位進行自我評估，再交由主管確認，這就是彼此共同承擔責任的一種組織結構。

主管會確認部屬的目標及進度、負責從旁輔助工作的進行。而部屬則是設定自己的工作目標、以達成目標為目的展開行動，並且負責向上級回報自己的工作進度。這就是主管與部屬雙方共同承擔責任，同時也會促進部屬的成長。

讓部屬養成應有的責任感，那就不是「被指派去做某事」，而是會把這些事情當作是自己的事情一樣看待。也就是說，他們被迫自己思考、判斷的狀況會有所增加。而每個員工個人的思考能力、判斷能力、決策能力要是在這種情況下能受到磨練，那自然也就容易產生與周遭的連帶感，更有可能產生連帶感與更好的結果。

第七點，認真傾聽。

部屬說的話，請你要用心傾聽，這樣才能確實理解對方的想法。

當你開始累積了些領導者的經驗，你對大多數的狀況都會有自己的一套理解，甚至有種錯覺，會覺得不管是什麼問題自己都可以對答如流。但實際上對方心裡所想的事情什麼是對、什麼是錯，你如果不把對方的話聽清楚是不能確實理解的。不管你是身處在什麼樣的狀況下，都應該先靜下心來，從理解對方的話開始進行溝通。

第八點，珍惜資源。

伊索寓言當中有這麼一則「會生金蛋的鵝」的故事。一個農夫養了一隻每天會下一個金蛋的鵝，農夫將金蛋拿去市場叫賣，久而久之就成了有錢人。不過一天只下一個金蛋這件事情讓農夫感到很著急，他想：「這隻鵝既然會下金蛋，那牠肚子裡一定藏有大量黃金」，於是他拿了刀一個手起刀落就把鵝給料理了，剖開鵝肚子一看，肚子裡什麼都沒有，只是白白送了一條鵝命。

從這故事當中，我們學到一個教訓：要是貪心想一次就賺得盆滿缽滿，反而會得不償失、身敗名裂。人們總是被金蛋蒙蔽了雙眼，忽略了真正重要的不是金蛋，而是那隻鵝。把這個教訓代換到診所經營，若你想要得到自己理想中的成果，那麼你必須得為這成果付出相對應的資源（人、物、金錢、資訊等等）。假如你是個只看業績、看利潤，凡事向錢看的主管，那麼就容易忽略自己的部屬，最終無法得到滿意的結果。

想當好一個領導者，你需要為了員工準備適當的工作環境、從旁輔助他們的成長，珍惜你的鵝（資源），是一切事情的大前提。業績、利潤不過都是附屬而來的結果罷了，你需要時時提醒自己這一點，並打從心底尊重你的員工。

第九點，回顧過往。

說到這邊，你應該已經理解掌握部屬人心的方法。要是能完美實踐這些方法那自然是再好不過，但吃燒餅總有掉芝麻的時候，這也無可厚非。最重要的是當你忘了應有的態度時，你會注意到自己的缺失，並且加以改善。為此，你需要定期找時間讓自己回歸初衷，讓自己與自己對話，透過「自我心理諮商」來再次確認自己眼前的現狀與面對的課題。

在我開辦的醫療經營大學裡，我讓學員們每周日都要做一次自我心理諮商。雖是站在確認學生成果的立場，但我也經常在想「換成是我會怎麼做」來反省自己。

希望各位也能養成自我心理諮商的習慣，這對工作及人際關係的改善都會有幫助。

比如說，你可以試著問自己這些問題：

「我的Mission、Vision是什麼？」

「對於我的Mission、Vision，我付出了什麼、得到了什麼？」

「我是否對周遭的人心懷感恩，並且確實表達了自己的感謝？」

「我現在的課題是什麼？」

「為了完成我目前的課題，我應該做什麼？」

第十點，站在受人支持的一方。

如果有兩間店給你選，一間在食べログ（譯者註：日本的大型飲食評論平台網站）上被評為2.5，另一間則是4.0，你會想去哪一家店吃飯？若光是以分數為評斷標準，那幾乎所有人都會選擇4.0吧。分數越高，就意味著有越多人支持；願意支持你的人越多，你受到的信賴程度也越高。

除了無形的聲援，有時你也會因此收到他人的具體支持，所以千萬別小看大家在網路上的聲量，那些都可能使你發揮出乎意料的能力。

想要確實增加自己的支持者族群，那就只有將前面談過的九個要點加以實踐，不光是對你的部屬，同時也要對周遭的人做好做滿，獲得對方的信賴。在此之外，積極發送資訊也是不可或缺的；如果對於你是個什麼樣的人完全沒有一點認知，是沒有人會想要支持你的。你有著什麼樣的Mission與Vision、現在正在忙什麼、做出了什麼成績等等，不管是你直接講給對方聽，還是透過SNS之類的方式傳遞訊息，你總是需要讓五湖四海認識到你的存在。

當你藉此順利獲得更多支持者，你的部屬自然也會更加願意信任你。

用自我開示確實表達自己的信念

在與部屬的相處方針第一點「說話要老實」當中已經提過，將自己赤裸裸地攤在陽光下，可以有效縮短與對方之間的距離，這在心理學上叫做「自我開示」，是一種常用的手段。

所謂的自我開示，就是明白表達自己的出身地、籍貫、畢業學校、家族成員、目前的煩惱、夢想等等，將自己的個人隱私資訊不加掩飾地說出來。當你自己先攤牌，通常對方也會同樣地對你攤牌。為什麼會這樣？這是因為人助自助之，或者該說，人與人之間本來就是你敬我一尺我敬你一丈的生物，對於向自己攤牌的人會自動因互惠原則而感到「他都對我說了這麼多，我必須也回敬他一些什麼」。當你想要從對方身上挖出些什麼，那就先自己透漏些什麼吧。

兩個人互相談論各自的隱私話題，就會加深對彼此的理解，感到親近並建立信賴關係。

講「悄悄話」來縮短彼此的距離

尤其是當你跟特定人士分享一些秘密時，你與這個人之間的心理距離會急速拉近；「我跟你說，你可別說出去喔……」、「有些事情希望你不要隨便出去講……」之類的開場白，會使對方覺得受到你的信任，相對地也會較為信任你。

周哈里窗（Johari Window）是由美國的心理學家Joseph Luft與Harry Ingham所發明的詞彙，這一詞常見於自我分析時所使用的各種心理學方法。在周哈里窗的定義中，自我被分為四個部分（參見下頁），將其中的「秘密之窗」打開，就意味著將自己知道而他人卻不知道的自我攤在陽光底下，這就是很標準的自我開示。如此，跟你交談的對象也會願意將自己的秘密之窗與你分享。

打個比方，我對部屬坦白過去的失敗經驗，承認「以前我也曾經是個這麼差勁的老闆」，讓對方

周哈里窗

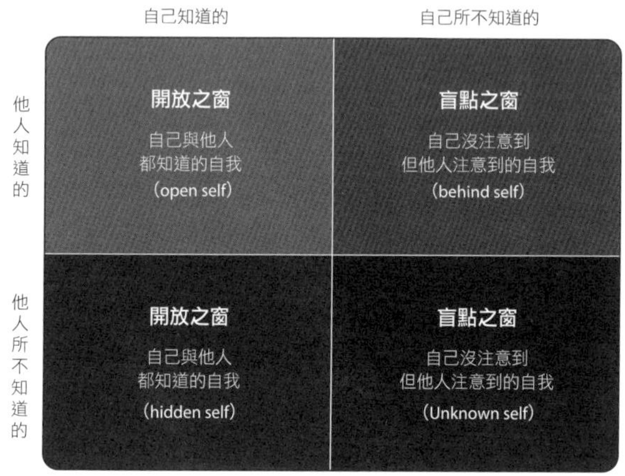
自己知道的
自己所不知道的
他人知道的
他人所不知道的
開放之窗
自己與他人
都知道的自我
(open self)
盲點之窗
自己沒注意到
但他人注意到的自我
(behind self)
開放之窗
自己與他人
都知道的自我
(hidden self)
盲點之窗
自己沒注意到
但他人注意到的自我
(Unknown self)

知道他所不知道的我，同時又了解到我已經克服了過去的缺點；這兩者使得對方會感到我不再是高高在上的老闆，而我的老實也贏得了對方的信賴。這些個人的失敗經驗，有時候能一口氣拉近彼此的距離，照這樣來說，或許人生當中的各種失敗也都是上天賜與我們的禮物也說不定。

當然，每個人都有打死都不能開口的秘密，即使是彼此很親密的人，有些太過私密的事情讓對方知道了也只是讓對方困擾而已。所以簡單來說，要套關係還是拿家人或興趣、學生時代的故事等等平常在工作時不太會拿來講的東西來釣對方的胃口會比較好。

要是你還是不知道該向對方談談自己的那些方面，那我建議你先試著把自己給的印象跟資訊寫出來，然後套在周哈里窗的四個區塊上面試試看，這樣你就知道哪些才算是屬於你的秘密之窗了。

再者，如果你透過自我開示得到了對方的反饋，那麼你也有可能獲得一些自己不知道而他人卻注意到的「盲點之窗」，你也可以從而重新認識自己。又或者是你會在這過程當中打開「未知之窗」，將潛在的自我展現出來也不一定。積極地自我開示，不光是可以建立與周遭的信賴關係，同時也可以促進自己的成長。

赤裸裸地表達自己的意見

在自我開示時有一點需要注意，千萬不要膨風鼓吹自己，試圖讓對方留下好印象。這種試圖偽裝自己的行為，一下子就會被對方看穿的。你必須、也只需要原原本本地陳述事實，不需要帶有任何個人色彩。

既然膨風都不行了，那說謊就更是萬萬不可。一邊講「我只跟你說喔……」，但實際上你早就講到全天下都知道的這種行為絕對要避免。要是哪天你這種手腳被人看破，反而會失信於人。

還有，即使是事實、不帶個人色彩、也沒有私心成分，但你要是成天講述自己過去的成功經驗，那也有可能會被人認為是在炫耀，這點也需要注意。反而是坦承自己的弱點或者是無心犯下的小錯誤，這些故事還比較容易被對方接受。

STEP 2
在開口建議之前，先了解對方

通常一個領導者都會希望部屬越快成長茁壯越好，所以他們會試圖給些自己的意見，但有時若是用錯了方法，你的好意反而會被誤解為惡意；最重要的，其實應該是領導者給予意見的時機。

「在診斷之前，不要先開處方」

換句話說，在你了解對方之前，先不要急著給予評價或建議。

一位醫師在理解患者體質、病例，以及現在所罹患的疾病之前，是無法下處方開藥治病的。同理，你如果不先考慮一下部屬的性格、煩惱、目前的課題並加以正確診斷（理解），那又何談開個正確的處方（從旁建議）呢？

站在患者（部屬）的立場來看，如果你根本不聽他們的主訴，只是單方面下診斷、開處方藥，這樣的醫生根本不可能被病患信任，你的部屬自然沒理由老實跟隨你。在Coaching時該注意的第一件事情就是，在你試圖建立信賴關係時，你也需要同時加深對對方的了解。

比如說部下出了包，將焦點放在出包這件事實上頭，在當事人開口之前就先開口提醒或提供建議的人恐怕不在少數，但你在這個時候開口，自然也有很大的可能會說錯話講錯重點看人看走眼。而對於那些你根本不給他們機會開口的人來說，你的建議，在他們聽起來反而像是指著他們的鼻子在說「都是你的錯」、「就是你不好」。

想要給予有建設性的建議，首先應該試著先聽聽對方說些什麼，並試圖了解對方。在開口前先理解對方，這就是Coaching的第二階段。

對應客訴時便會明白「理解對方」的重要性——＊

所謂要你了解對方，不光是理解對方在說什麼，你還需要理解對方話中的情緒。當你能讀得出對方的情緒，你才能真正與對方建立互信關係，也只有在這之後，對方才願意聽得進你的各種建言。

想要真正理解這是什麼意思，去試著自己面對客訴，你馬上就會懂。我在第一章也講過，在面對客戶的投訴時，你需要先冷靜下來去理解對方的投訴內容、理解對方的心情。在你沒有確實了解對方心情之前，不管你做什麼解釋、提出什麼對策，客戶是萬萬聽不進去的；反而，你這種應對方式還有可能會把客戶惹毛，火上加油。

在對應時，第一句話馬上先向造成對方的不便道歉，再聽對方慢慢把事情經過說個明白，接著讓客戶把自己的不快全吐出來、使之冷靜下來之後，這時對方才準備好了聽你說話。在我的診所裡，也是都教導員工遇到客訴時要徹底遵守「聽取並理解客戶」的這項大原則。

傾聽時要表現得你能理解對方

那麼，想要了解對方真正的想法又該怎麼做才好？認真聽人說話當然是必須的，但還有一點你應該要做到的，那就是為了要突破對方的心理防線，你需要有「同理心」。具體來說，就像下面這樣：

・沉默＋點・笑・記

首先當然是閉上自己的嘴專心聽對方說話，「靜靜傾聽」是基礎中的基礎。任何試圖探底的提問都算是禁忌。但要是二話不說就直盯著對方聽他說，那反而會使得對方擔心你到底有沒在聽他講話，所以我們還是需要做點什麼表示一下「我有在聽你說」。

這時候要注意的基本原則就是「點・笑・記」，也就是「點頭、微笑、作筆記」。你如果擺個臭臉或一臉沒表情的樣子可能會嚇到對方，最好就是稍微揚起嘴角，保持這個樣子吧。接著，聽人說話時適度點頭、一邊作筆記一邊聽對方說話，這樣對方就會認為「喔，你有在聽我說話」、「你有確實聽懂我在講什麼」。

・配合對方的步調

所謂步調，是溝通技巧的一種，簡單來說就是在與人對話時讓自己配合對方說話的節奏。具體來說，就是配合對方的說話速度、音量與音調、呼吸頻率等等。比如說，如果對方是個講話節奏比較緩和的人，那你回應的方式也要隨之減慢；如果對方講話的語調較低沉，那你說話也要刻意將音調放低一些。透過這種方式，可以讓對方覺得跟你有共通性，進而產生舒適感與親近感，使得對話更順暢。

・重複對方的話

做為談話時的一種回應，我會推薦你學著「重複對方說的話」。說穿了這就只是將對方說過的詞彙重複一次，比如說像這個樣子：

發話者：「某某人如此這般……」

受話者：「原來如此，某某人如此這般是嗎？」

像這樣鸚鵡學舌，其實也意味著當你聽到對方說話時，是確實且正確理解了對方所說的內容。不過，這招用久了會讓人覺得你很煩、很做作，有時也可反向操作，試著用比較隨興的方式聽別人說話也不失為一個方法。

在此提供另外一個建議，就是把鸚鵡學舌加點變化，變成換句話說。將對方的話用另一種表達方式呈現，比如說像這個樣子：

發話者：「某某人來電，當時他所指示的內容如下……」

受話者：「原來如此，某某人口頭指示如下……」

這並不是完全照抄對方的一字一句，這樣就不會那麼容易惹人嫌了。

・替對方的感情代言

在你把我剛才教過的這些技巧都用過一遍，製造出彼此都容易推心置腹的情況後，再試著表現出你能體會對方的情緒。「這樣難怪你會生氣」、「所以你才會著急對嗎？」，表達你能理解對方的憤怒、哀傷、悔恨、興奮、快樂，並且從你的嘴裡說出來替他代言。

如果可以的話，最好是能做到連對方沒說出口的部分都能掌握到，並且將對方這份情感為何會發展到無法以言語表達的這整個過程都能從你嘴裡說出來，能做到這就是滿分了。

這時候你再補上一句「因為過去有過類似的經驗，所以您現在特別生氣對吧」、「我也曾經歷過這種事情，您現在肯定是悲傷之情大過於憤怒對嗎？」等等，讓彼此的情緒互相拉近、產生共鳴這也是很重要的。這樣對方便會認為「這個人真的有理解到我」、「他有聽進去我說的話」，進而產生安心與信賴的情感。

不可以問對方「Why」

在對話時你要是想從對方口中挖出更進一步、更詳細的資訊，那就要靠你各種旁敲側擊地詢問。問，是傾聽他人時的一種基本技巧，若能問得好、問得切中主題，那你甚至有可能問出一些對方還沒說出口、又或者是對方根本沒注意到的重點。

當你與部屬進行溝通，一開始先不開口、就靜靜地聽對方說；等到你搞清楚了狀況、確實掌握到對方的情緒之後，這時候再試著提出疑問、套出新的情報吧。

首先先得到對方五個YES

想判斷你是否確實理解了對方並不是一件容易的事，這時候最有效的手段，說穿了就是直接問對方本人。當你用了換句話說或是代言對方情感這些小技巧，你就可以試著用「你是這個意思嗎？」、「我這樣講對不對？」之類的方式去探探對方的口風。如果得到的回答是「YES」，那就表示你對對方的理解是正確的；當YES不斷累積，那就意味著你對於對方的理解越來越深入，對方對你的信賴感也逐漸上升。做為一個簡單的判斷基準，如果你能拿到五個YES，那就表示你可以認為自己已經正確理解了面前這個人。

不要說「Why」，改說「What」跟「How」

下面我要講講具體該怎樣提問。在你向部屬提問時，尤其是當碰上什麼課題或什麼麻煩的時候，很多人會用「為什麼會變成這樣？」、「你為什麼要這麼做？」等等類似於「Why」的提問方式，但我必須說一句，這種方法是錯的。

當你問「為何？」「怎麼會？」的時候，這在對方聽起來比較像是「被責難」、「遭到非難」，尤其當這句話出自立場比自己高的人時，這句話聽起來就更沉重了。

當一個人認為自己受到責難，他就會開始找各種藉口。藉口與事實是不同的，藉口，是用來讓自己看起來有理有據，想盡辦法硬凹給自己找個台階下的。用「Why」來推動對話，不會得到真正的答案跟原因，這種提問不會有任何意義。

不光是如此，遇事就把部屬叫來罵一頓，這樣只會毀了眾人的士氣，並且使得上司與部屬之間的關係不斷惡化。提問該使用的，不是「Why」，而是「What」跟「How」。

這跟臨床醫療是一樣的，當病患主訴病痛、身體不舒服的時候，你總不會直接問「你為什麼會痛」，而是問「有什麼症狀」、「哪裡痛」之類的「What」跟「How」。只有這樣提問，你才能正確把握病患的狀況，並且做出適當的診斷。

跟部屬對話也是一樣的，重要的是藉著「What」跟「How」來做出正確的提問，並歸結出正確的事實及判斷，舉例如下：

提問例

掌握事實的「What」與「=」

〈What〉

- 發生了什麼事？

- 是什麼事情使得你到目前為止還無法達成目標？
- 你真正追求的是什麼？
- 反之你想要做（想要感受到）的是什麼？
- 你現在的問題、課題、障礙是什麼？

〈How〉

- 對方是怎麼說的？
- 對方是如何回答的？
- 實際上，那是怎樣發生的？

推導出解決方案的「What」與「How」

〈What〉

- 想要將A變成B，需要做些什麼？
- 你認為怎樣才是好的結果／答案？
- 做與不做兩者之間，會有什麼變化？
- 下一步該做什麼？
- 如果還有其他可能性，你覺得會是什麼？

〈How〉

- 你採取了什麼行動？
- 有哪些可能性？
- 其他還有什麼方案可以選？

嘗試一對一會談

為了多了解部屬，每天工作時都應該盡可能聽聽他們的意見，話雖如此，你大概會覺得每天工作忙都忙死了，哪有那個時間去跟部屬交心當麻吉對吧。又或者是在會議等面對多人的場合，在這種時候還願意打從心底說老實話的人應該少之又少，甚至有些人隱藏自己藏得更高竿一點的還能把話說得冠冕堂皇，但其實只是在迎合周遭他人而隱藏自己真正的意見。

要正確理解每個員工的身心狀態，我建議定期找員工做一對一的會談（1 on 1 Meeting）。在我的診所內，我會對各分院護理職的主管以及基層員工、庶務職的主管以及基層員工進行一對一會談，以頻率來說目前是每半年舉行一次，但如果可能的話一個月做一次會談更為理想。

除了定期面談之外，要是你覺得部屬中有人「怎麼好像看起來身體不太舒服」、「好像有什麼煩心的事」，就該趁機把人找來一對一會談一下，理解狀況比較妥當。還有，會談本身要是花的時間太長，只會讓彼此感到疲勞、缺乏集中力，更會讓彼此對會談這件事情感到厭煩，所以每次會談最好是縮短在十五分鐘以內，反之，會談的頻率可以盡可能提升為佳。

會談的內容，你們可以聊聊現在工作上順利的部分、不順利的部分，同時再商量一下改善對策及目前的問題等等，又或者看狀況改變一下會談的內容也都不成問題。

以下是我對院內舉行會談時會特別注意的幾個重點，這並不是說你必須在一次會談中全部都問到一清二楚，而是依據當下對方的狀況，提出必要的幾個問題就好。

重點範例

- 請告訴我，在你的工作當中，有哪些事情是我應該知道的？
- 關於我們整個組織整體，如果有什麼想知道的事情都請直接告知。
- 如果有什麼想問我、想確認的事情都請提出來。
- 我們最近是否坐失了什麼機會，或者有什麼可以改進的地方？
- 我們組織是否有什麼致命性的問題（有沒有什麼至今都沒注意到的風險存在）？
- 現在有什麼工作是進行得比較順利的嗎？（即使是再怎麼枝微末節的工作也OK）
- 目前有什麼工作是不順利的？（即使是再怎麼枝微末節的工作也OK）
- 做為法人團體，我們有什麼必須改進的地方嗎？
- 為了讓XXX的工作進行更順利，有什麼是我能幫忙的？
- 如果我造成你工作上的不便，請直接告訴我。

不可以提供外部動機來刺激部下行動

Coaching最主要的目的，是在於刺激部屬主動採取行動，並獲得成長；所以刺激他們行動的動機就顯得特別重要。動機，就像是發起行動的能量之源，為了使部屬動起來，必須找到能刺激部屬主動產生行動慾望的動機。

老是提供獎勵並不是長治久安的辦法

動機大略可分為以下兩個種類，也就是「外在動機」與「內在動機」。

所謂的外在動機，也就是從外部透過人為的刺激來帶動一個人的動機，簡單來說就好比是報酬或評價等等。一般我們說「會另外支付你XX萬的獎金」、「另外給你特休」等等，這些獎勵都算是外在的動機。

透過外在動機來刺激一個人的表現當然是最簡單、最容易實踐、最快看得到成效的方法。不過，這招用久了，就算是一開始聽到報酬內容就高興得馬上跳坑的人，在他們習慣了收到報酬之後，他們的工作慾望與動機都會漸漸疲軟。換句話說，外在動機無法長期持續下去，而且與部屬之間的信賴關係也不見得會因為有報酬而更加穩固。我個人採用外在動機刺激部屬行動卻失敗的故事已經在第一章跟大家說過了，這裡就不再重複。

還有，除了以獎勵刺激之外，用刑罰來刺激行為也是一種外在的動機，只是這種辦法也不可能刺激部屬積極採取行動，更會因為這種方法的採用而破壞彼此之間的信賴關係。

使員工發自內心的重點在於「感謝」與「認同」

反之，要觸發他人內在的動機，那就不外乎對事物的興趣、關心慾望等等這些發自內心所產生的動機。由於這種方法的主要目的是在於刺激人的本心並使他們發自內心地想要做出行動、進而採取行動，所以在刺激他人積極採取行動這個方面是非常有效的。若是能從這些行為當中得到一些成就感，那對於他們持續採取行動會更加有幫助。想要促使他人發起行動，比起外在的刺激，不如盡可能觸發他們內在的動機。

那麼，想要提升部屬內在的動機，又該怎麼做？做為部屬的表率，領導者該實踐的是「感謝」與「認同」。對於你的部屬，請隨時記得要對他們表達你的感謝，而且是明確用你自己的話、由你自己當面說出來才有真正意義。要是你能養成隨時對他人說「謝謝」的習慣那是再好不過了。

另一方面，認同意味著對方的正確性、優越性。每個人都會有「想獲得他人認同」、「想要受人尊敬」的慾望，這點在馬斯洛的需求層次理論（參見P.70）也曾提過。在滿足這些慾望的同時，人也會逐漸建立起自信，並且產生獨立思考、獨立行動的能力。反之，若是無法滿足這種被認同的需求，人就會對自己感到無力、鄙視，失去活動能力。

為了讓部下能提升自信、積極行動，你需要清楚表達你對他的認同。在表達時不是光認同行動的結果，最重要的是要認同對方採取行動這件事情本身。在給予部屬評價時，你一定要找到應該褒獎的事蹟、發現部屬的成長之處，且必須具體地將這些內容傳達給對方。

不論是感謝還是認同，都必須在理解了對方之後才能傳達；當部屬的行動慾望降低，首先應該先從聽對方的自白開始下手。聽聽對方的煩惱，找到該怎樣為他製造動機的線索；再說一次，這個時候，千萬不要問「Why」。

「為什麼你會沒動力」、「為什麼你都不做事」，用這種方式下手，只會把焦點聚焦在自己的缺點或挫折上頭，讓情緒更加負面。為了讓對方能客觀闡明自己的狀況，你可以試著問「有什麼事情困擾著你嗎」、「那件事情你是怎麼處理的呢」，用What或How來提問。除此之外，別忘了配合對方製造促進行動的動機。

除了上面說的這些，要促使內在動機還需要一點，那就是Mission與Vision的共享。之前已經提過，要擴大你的支持者族群，應該要將Mission與Vision明確化，並向外傳播出去。當跟你一起共事的人們理解這個組織的Mission與Vision，並且能產生共鳴的話，那也會成為促使他們行動的動機。

即便你已經跟大家分享過自己的Mission與Vision，還是必須定期與大家重新複習一下自己對於既定目標的想法與情感，與部屬們就這些Mission、Vision多找時間交流交流，這也會有助於維持彼此的熱情。

STEP 3
接受對方影響、產生連帶感

花了這麼多時間建立互信關係、充分理解彼此之後，接下來就該開口互相提出建言、進行反饋了。不過，這並不是要你直接開口就東一句「去做這個」、西一句「應該那樣做才對」，若你這個領導者凡事都給出了自己的答案，那做部屬的自然會失去思考能力，漸漸地就不再成長前進。

還有，主管一個人想出來的答案，並不見得就一定是最佳解，若是一個組織沒辦法生出比領導者個人還要優秀的提案，那主管本人以及組織全體的將來發展性也就不言而喻了。

我認為，與部屬溝通的最終目標應該是產生連帶感（參見P.32），既不是主管提出的A案，也不是部屬想出的B案，而是融合各家學說整合出一個更優秀的C案；如此，不光是主管本人及每位相關的同仁，組織整體也能獲得成長。

要能保持柔軟身段，受對方的影響

為了產生相乘效果，重要的是你要學著「受到對方的影響」。前面也說過，做領導者的人就得負責帶給周遭正面影響，但同時領導者本身也得學著受到周遭的影響。

重要的是，你要保持對部屬的意見表示「這意見挺有意思」、「這聽起來很有趣啊」並虛心接受的態度。即使不能完全接受部屬的每一句話，但也總會有哪個地方是會讓你感到「原來如此」、「受教了，這點子我真沒想過」的。這種願意傾聽他人意見的態度，會直接影響到你們彼此的信賴關係；受到他人影響，其實也是你影響他人的一種方法。

受到他人影響，換句話說，也就是讓自己根據狀況需求，採取不同方式對應的一種柔性態度。這雖是老調重彈，但他人是很難改變的，你能改變的只有自己。

你若想改變他人、使他人成長，首先就得先強迫自己做出改變，當你成功改變並成為他人的模範，這時才可能影響並改變他人。

不要固執己見、時時保持可以受他人影響的態度，彼此都意識到且朝著產生相乘效果的方向前進是最重要的。

不要提出妥協方案，而是找些新的點子

雖說如此，所謂的相乘效果並不是要你給出一個妥協方案，這點請不要誤會。當彼此意見相悖，在A案與B案中間你選擇了個中間路線，這可不叫做相乘效果。在碰到問題時，你們應該坐下來好好想想有沒有能讓現狀改善的方案，摸索新的道路。這不光是在碰到問題是要這麼做，就算沒碰到問題也應該要這麼做。

以前我在聘用醫師的時候碰過這麼一件事情。我碰到一位醫師，他的各項條件讓我非常滿意，

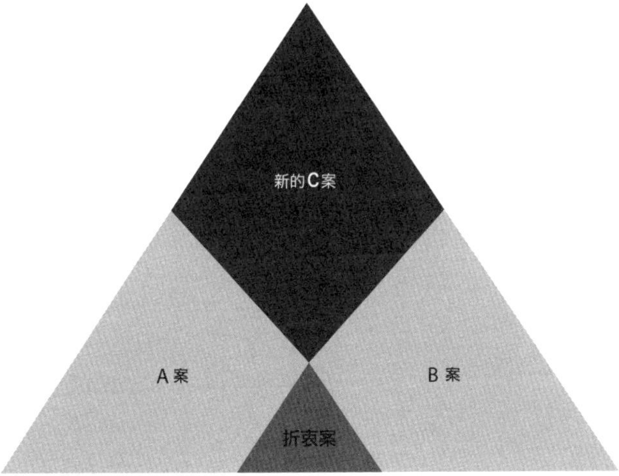

我很想僱用他；問題是，他當時受僱於另一間診所，而且薪水比我這裡還高。做為考慮跳槽的人，他想盡可能拿到同樣等級的待遇；而我做為聘僱方，當然希望他能自降身價配合我這邊的薪資水準。

這個時候，想在他跟我的希望待遇之間抓個平衡點當作折衷方案很簡單，各退一步就好了。但反過來說，如果採取折衷方案，那我們就等於是各打五十大板，彼此都會留下些心結。

所以我採取的方法是先坐下來與這位醫師談談，這才知道原來他將來想獨立開業，為了儲備資金他才不願意降低薪資待遇。反之，我可是專對開業醫師們舉辦醫療經營講座的人，對於想要開業的醫師可以提供金錢以外的各種幫助。最終我跟他談了個交換條件，他接受我的待遇條件，我讓他免費來參加我的講座。當彼此都正確把握了對方的需求，我們就產生了相乘效果。

跟員工之間的溝通也是一樣的，你們需要提出各自的意見，找到能產生最大效果的平衡點。

你與員工之間的往來也是一樣，你們需要彼此提出自己的意見，並且一起摸索出最大效果。在找到可能的最大效果之前，你們需要不斷對話、不斷試圖理解彼此。領導者應該積極地提出「你認為這樣如何」、「那個哪裡應該要怎樣改善才會更加出色」，帶出同仁的意見及提案。

不過，這種事情需要勞資彼此之間先產生可以互相交換意見的信賴關係才做得到。說到底，終究還是需要得到員工信賴、一步步建立良好的人際關係，才是良好的育才心態。

4
章

那些領導者應該學習的事

所謂學習，是改變你的思考與習慣、是改變你的命運

「人類為何學習」，這答案因人而異，不過基本上所有人共通的理由八成應該都是「為了有所成長」。造成你學習動機的真正原因，其實也就是為了提升自己的能力、改變自己的現狀。從另一方面來說，什麼是你為了成長所必需的東西？答案是採取新的行動，你若只是重複目前為止自己所做的一切行為，那你想做出比過去更好的成績肯定是天方夜譚。

話雖如此，人這種生物本來就有自己天生防衛本能，不喜歡變化、喜歡能帶給自己安心、安全感的的一切，這是刻在我們基因裡的本性。做些以前不曾做過的、甚至是持續這項新的行為對我們來說本來就不是一件簡單的事情。

想要改變自己的行動，應該透過適當的步驟；在採取行動之前，要先改變自己的思想，只要改變了自己的思想，行動自然也會隨之產生改變。

同時，也正是因為你的行動源自於正確的思想，你的行動帶來的結果才會符合你當初的願景。反之，你若僅是因為些許不順利就想要改變自己的行動，這是不會有好結果的。若你不是打從一開始就因正確思想、採取正確行動，那你就算是做了對的事情，也做不久。

要改變你的行為，得先從改變思考開始

你要是觀察一下那些運動員，你就會發現，行動是很容易受到思考所左右的。我們都看過許多運動員每年都留下優異的成績、被稱為是「可以在奧運奪金」的人，最後落了個令人意外的下場。同時我們也看過不少人平時沒沒無聞，卻在緊要關頭大翻盤摘了金牌的故事。不管是哪一種狀況，人的體能與技巧不可能在一夕之間脫胎換骨，所以唯一可以想到的可能性就是思考的轉變所帶來的巨

大影響。腦袋裡充滿了積極的思想，認為自己會成功，那就自然離成功更近了一步；要是凡事退縮，都往壞處想，就容易失敗。這些是我們大家都經歷過的。

我之前在參加著名的自我啟蒙書籍作者托尼・羅賓斯的線上講座時，他也是這麼說的：

「說到底，一個人是否會成功，全看他的信念。」

「信念決定潛能、潛能決定結果，而結果，又會影響信念，這是個永無休止的循環。」

信念就是一個人心裡所想的，也就是他的思想。換句話說，連托尼這等名人也認為一個人之所以能成功，都跟他的思考脫不了關係。不管是在商場還是在人生來講，你想要成長，必先立定正確的思考方向，這是你學習的第一步。

想要改變你的思想，需要從外部接受各種刺激。學習商場金融、人際關係所需的各種知識與習慣，這些都是理所當然的。除此之外，他人的思想也是你應該試著效仿的。學習他人思想的方法我在前面都提過了，挑選成功人士或是你所崇拜的人們，理解他們的思考，執行TTP（徹底抄襲，詳見P.36）。我也是如此磨練自己的思維，才進而重視「人生就是彼此想辦法取悅對方」這種利他精神的。簡而言之，這種感覺就像是在自己心中種下並培育新的價值觀。

改變行為、改變習慣最重要的是？

將自己的價值觀及思考做出改變後，自己的言行舉止也會隨之產生轉變。德雷莎修女說過的這段話，想必大家有所耳聞：

注意你的思想，他們會轉變成言語。
注意你的言語，他們會轉變成行動。
注意你的行動，他們會轉變成習慣。
注意你的習慣，他們會轉變成性格。

注意你的性格，他們會轉變成命運。

換個講法，當你改變了自己的思維，這種改變會以言語成形，並且再轉化為你的行動。不過，發起行動，需要自己起心動念、付諸實踐，所以你還得學著實踐怎樣把思考化為現實。要做到這個地步，你首先得先搞清楚為了自己的終極目標，你該採取什麼樣的行動，並且從為其訂定計畫開始。

在訂定計畫之後，還需要不停重複自己的行動，將這養成自己的一項新習慣。因為養成習慣，可以讓不喜變化的大腦防禦本能漸漸放下戒心，這樣才能降低實踐的門檻。在此各位需要修習的是如何讓你持續同一行動的方法。比如說，給自己找些志同道合的夥伴，又或者是製造外來的強制力迫使自己採取行動等等。

所謂的「習慣化」便是一種在無意識下也能重複行動的狀態，若能改變習慣，那就表示你能改變自己的潛在意識。到了這個地步，你自己的命運就可以由你自己掌握了。學習，可以改變思考、改變言語、改變行動、改變習慣、改變性格，最終可以改變你的命運。

什麼才是讓人持續學習的原動力？

人家都說學無止境，學習這種事是沒有終點的。在你改變自己的習慣、獲得成長之後，你又會碰上新的課題、產生新的煩惱，這時你又會需要新的思維來幫助你前進。

好，那或許你會覺得這樣的話要維持現狀是不是就放給他爛、凡事「照過去那樣」做就好？事情也並沒有這麼簡單，這個世道不停在變，沒有安定的時候。你可以回頭看看世界的歷史，你馬上就會注意到這世界上從來就沒有永續存在的文明或政權。

即使你什麼都不做，你的周遭環境還是不停地在改變；這樣你如果原地踏步躑躅不前，肯定是不會有好下場的。想要維持現狀，你最少最少也得做到配合周遭的變化來改變自己這個程度。不管是在商場還是談人生，想要持續創造出好成績，你的學習就永遠沒有終止的一天。既然如此，若想要維持學習的動機，應該要做些什麼？其中的一個方法就是先搞清楚自己是為何而學習，並且時時提醒自己這件事情。當我出來獨立開業時，我既沒有知識也沒有經驗，什麼都搞不出個名堂，那陣子真的是一段艱苦的日子。正因如此，我時時刻刻都記著「學習是為了填補自己不足之處，我必須要持續成長才行」。

過去的這些經驗，成為了我不斷學習前進的原動力。「我為什麼非得天天學習不可？」「我學到的這些東西能帶給我什麼？」只要得到這兩個問題的答案，你就一定能持續學習、讓自己產生學習的習慣。

除了這些，找到與你志同道合的同伴，或者是找到能跟自己切磋琢磨的對手也是很重要的。他們都會刺激你，讓你感到「大家都在拚命，我也得拚」、「不能只有我一個落在人後」，並且成為你的原動力。接下來，我會再詳述學習的具體方法。

要改變思考、改變談吐，就學學先人的智慧

不管是在生意還是在人生方面來講，你的想法（思維）都會比你的能力跟衝勁來得重要，這我已經在第一章提過了。不管你能力再高、再怎麼有衝勁，要是抱著畏畏縮縮的負面思考，最終的結果也只會是負面的。

就商場及人生而言，學會積極思維最簡單、最有效的辦法，是從成功者及令人尊敬的人物身上學習他們的思維邏輯。具體的方法，除了去參加他們的講座、直接對他們提問、閱讀有關他們的書籍等等方法之外，你也可以試著重新審視一下自己的思維邏輯。就我個人而言，我也是在閱讀了《七個習慣》與稻盛和夫先生的大作之後，才學會了身為領導者應有的態度。

從記載成功者哲學的書籍中學習

你想要學會新的思維，首先你應該閱讀的並不是記載商場技巧或知識的書籍，而是著重在描寫他們人生或生意哲學的書。人的思考，都是在人格養成後才形成的。而人格的根源，是來自於那個人本身的性格以及他的生存哲學。

至於哲學，則是指一個人的人生觀、價值觀等等，這些是後天養成的要素，且會受外部刺激及自己的意識而產生改變。人與人的相會、閱讀新的書籍，都算是一種外在刺激；你可以從書中所談到的哲學去學到一種新的人生觀、價值觀。從現在開始，你應該試著從那些活躍於全世界的人們身上學習他們的思維邏輯，並且吸收化為己用。

看書時，要抱著把這事情當成教育他人的態度去翻每一頁

當你試圖透過閱讀，想要將書中的思維及知識Input到你的腦中，這時候最好的方法是你要一邊

想著如何Output一邊翻下一頁。簡單來說，就是設定一個行動計畫，一邊想著你學到的東西能對你產生什麼幫助同時一邊翻閱的這種感覺。

就我來說，我是把它當成「我一邊讀一邊想著怎樣把這些內容教給其他人」在實踐的；在我吸收書中內容的同時，我也會想著怎樣把吸收到的這些知識傳播出去。「該強調那些重點」、「該用什麼樣的詞彙來說明會比較容易理解」，一邊翻頁一邊想著這些事情，這樣就會加深自己對書中內容的理解，內容也會更深刻地刻畫在自己腦海當中。這時候，如果你能更明確想像你要把這些知識教給誰，比如說團隊的成員、你的夥伴或朋友、自己的小孩等等，對象越明確，你越能具體構思出一個形象。

當你獲得了一些知識，不要只想著藏私，應該試著將這些知識與他人分享，這樣會更容易融會貫通。利他主義，其實對自己更有幫助。

當你有了Input，就要記得Output並獲得Feedback

還有，當你看完了一本書，別忘了實際Output試試看。我們都知道，要獲得知識並且深刻記憶在腦海當中，最好的辦法不光是確實對自己的大腦Input資訊，同時也應該要將這些資訊Output出去，才會更容易記住。最簡單的例子就是學英文，我們光是記得單字記得文法，但若沒有試著與他人用英文交談，那是永遠也不可能確實學會的。

你要是對一本書有深刻感觸，那你就應該找個人聊聊這本書的內容。不管對象是誰都可以，但如果是跟你有同樣志向興趣或者是跟你看了同一本書的朋友，那聊起來更有意思、也更能進行有意義的意見交換，刺激自己注意到一些閱讀時沒注意到的新觀念。

又或者你可以透過SNS、拍片上傳等等方法，將學到的東西重新排列組合之後對全世界做個反饋。即使你身邊沒有可以交談的對象，但透過這些現代科技你也可以簡單Output自己學到的新知識，也可以透過這些工具得到各式各樣的意見反饋。

Output還能帶來其他好處，你教導他人、推薦他人去閱讀，這些都會成為外部動機，刺激你更加專注在學習上頭。「我可不能只剩下一張嘴……」這種壓力，會成為你的決策力、執行能力。吸收他人的各種思想，換句話說也就是逐步架構你在人生及事業上成功所必須的思維邏輯。要是你能再加以把這些思維傳播出去，那也就是把思維化為言語，在言語、行動上也會獲得改變。

不停思考這五個問題，並且不斷更新這些問題的答案

在你透過許多成功人士獲得了人生及事業必須的思維邏輯，下一步該做的，就是「養成以Mission為基準看待事物的習慣」。Mission、Vision可用來釐清自己應該前進的方向，同時朝著這個方向前進的重要性，我都在前面已經提過。為了確實朝著這個目標前進，你必須不斷確認自己的Mission，並且選擇正確的言行舉止。這個時候，有幾個你應該要捫心自問的重點，也就是下面這五個彼得・杜拉克的提問。

第一個問題「我們的宗旨是什麼」

第二個問題「誰是我們的顧客」

第三個問題「什麼東西對顧客來說才真正有其價值」

第四個問題「我們的成果如何」

第五個問題「我們的計畫是什麼」

當你碰到問題時，當然要回頭問問自己這幾個問題，重新找回自己的定位。就算沒事，你也該定期拿這五個問題來問問自己；理想一點每一季至少問自己一次；退而求其次，至少一年也得問自己一次，大家都該找時間問問自己這些問題。

Mission這種東西，在你不斷磨練自己的同時，它的內容也會隨之產生改變，那麼你對這些提問的答案自然也會有所變化。正視這些提問，重新審視自己的想法吧。

第一個問題　「我們的宗旨是什麼」

當你同時擁有組織的Mission與個人的Mission，別忘了你應該對這兩者都要重新進行審視。若稍稍感到有些微和感，請冷靜下來將這份感覺化為明確的語言文字，並且重新訂定自己的Mission與Vision。

若你現在只意識到組織給你的Mission，那你就該想想，究竟是「組織的Mission＝你個人的Mission」，還是你在組織之外，另外有你個人想做的事情？

第二個問題 「誰是我們的顧客」

作為前提，若你想要透過自己的事業對這整個社會做出點貢獻，那你就該把身邊所有的人都當成顧客對待。對我來說，不光是來求診的患者，我的員工、我的供應商等等，大家都是我應該認真對待的顧客。而且，我的Mission打著的是「打造壯有所用、幼有所養的社會」，整個社會算起來都是我的顧客。

另外，透過第二個問題，你或你所屬的組織應該能找到自己的目標對象，也就是你或者你的組織想要取悅的對象。越是能清楚掌握目標對象是誰，你越能搞懂該怎麼樣滿足對方的需求。當你在試著實現Mission與Vision目標的時候，請別忘了隨時更新並明確化自己的目標對象。

不過，對象並不需要侷限於一個，你想要滿足的對象越多，自己能得到的喜悅也越大，最終，能帶給你的支持與援助也會成正比。做為最低目標，請至少試著做到滿足「三者皆贏」以上吧。

第三個問題　「什麼東西對顧客來說才真正有其價值」——✻

當你明確界定了自己的客層，下一步就是弄清楚什麼才是你的客戶真正希望的，也就是說，你需要知道什麼才是你客戶會喜歡的商品與服務。

我是開醫院的，我的顧客是「關心小孩健康的爸媽」，通常我的客戶大多都是父母都各自有自己的工作，所以平日的診療時間設定在早上九點到晚上九點，以便他們在下班之後還能帶孩子來看病。這是配合客戶，也是考量到客戶的需求與期待，對服務所進行的變更。透過第三個問題，你需要正確評估對顧客來說真正有價值的東西，然後找出自己能做的事。

第四個問題　「我們的成果如何」

在此我指的成果，僅指能滿足顧客需求的成果，以及成果對顧客所帶來的正面變化。一般人說成果，大多都是指自己賺了多少、得到多少好評等等，但真正重要的不是這些。你事業真正的目的，應該是在於滿足你的顧客，所以「顧客滿意度＝成果」才對。

以診所為例，「讓患者的病痛得到痊癒」是最佳的成果，而這項成果又會帶來「對醫師產生信賴感」、「能在此地安心生活下去」這些結果。以上成果最後都會造成「患者對該醫院的顧客忠誠度」、「會向其他人推薦這間醫院」，直接地間接地導致本院的利益。

我們應該定期地確認自己向顧客提供的商品與服務是否確實帶來了成果，並且將這些經驗活用於今後的業務當中。

第五個問題　「我們的計畫是什麼」

具體來說，究竟怎樣才能使顧客更加滿足、間接使得我們的成果得到進一步提升？

比如說，為了要讓患者能安心在這個地域安心成家、生子、育幼，我們需要及早制定計畫，探索今後還有什麼可以採取的方案。同時，為了開發新的潛在客群，你可能也會先計畫要為了這些未來的客戶提供什麼樣的商品及服務。像我就畫了個大餅，同時計畫要在2022年底之前在醫療資源匱乏的地域及開發中國家開設分院或診所，另外還可以試著跟飯店旅館業合作促進民眾生第二胎第三胎，然後還要設立新型態的婦產科醫院等等。為了做到這些，我都會規劃在什麼時間點之前要完成什麼目標。

有效利用「零碎時間」與「外力」

雖然之前提過了要不斷學習，但每天要一邊面對眼前的各項大小工作，同時又要一邊抽空學習，這本來就不是一件簡單的事情。尤其是當你還沒養成習慣之前，你一定會因為蠟燭兩頭燒這樣的情況不斷受挫。

為了持續修習，首先應該記著的是有效利用你的時間。現在就開始抽出你的零碎時間，並且將這些時間用在Input上吧。

有效利用通勤時間與起床後的15分鐘

比如說通勤時間，搭電車或飛機等大眾交通工具的時候，基本上就是「專屬於自己的時間」了。這時間不會有部屬來的「報告、聯絡、商量」，也不會有會議、電話來煩你，這時候你就可以集中在讀書、看教學影片上頭了。

每當一個人忙起來，就很難找到可以專心Input的時間，所以移動通勤的時間是用來學習的最佳時間。就我來說，即使我人在開車，我也會放些教學影片之類的，聽解說吸收知識。其他像是你在餐廳等上菜的時間、會議與會議之間的空檔等等，你應該要養成利用這些零碎時間學習新知的習慣。

如果你是屬於零碎時間不足以用於學習的人，那我建議你利用早上起床的時候抽點時間來學習。就算只是十五、二十分鐘也好，只要稍微早起一點，然後把這些時間用於吸收新知，一個禮拜下來你也可以抽出一小時四十五分鐘～二小時的時間進行Input。

要「問」，不要「找」

要有效利用時間，我另外有個建議，那就是你該如何挑選書籍及講座等的教材。你當然可以去書店或者上網挑選，不過大家通常都會卡在「我不知道什麼才是我需要的書籍／講座」、「可以選擇的對象太多反而不知道從何下手」這些問題吧。這個時候我不會自己去找，而是會找人問問他們的經驗。你可以試著找那些你覺得應該模仿的前輩們問問，直接開頭就拋出一句「請問您平常是怎麼學習的？」、「有沒有什麼書籍是值得參考的？」讓他們來給你指點迷津。我就曾經獲得SBC美容集團的相川先生指點，這是最快也最明確有效的方法。

所謂的成功人士，他們早已經歷過了你今後將要經歷的一切，並且已經有了各種突破障礙的經驗。模仿他們做過的事情，換句話說也就是吸收了你今後必須具備的知識與教養。而且，這樣你就不需要自己花時間找教材踩地雷，萬一把時間花在了對自己沒有益處的書籍或講座上頭那就只是浪費時間而已。所以直接請求成功人士的建議，也是一種節約時間、爭取學習時間的做法。

你可以隨手挑個幾本看起來似乎有用的書籍，並且規定自己一個禮拜要看完幾本才行；不過這種作法有個風險，那就是你可能會錯把達到門檻這件事情當作目標本身。我們學習，並不是把博覽群書、參加各種講座當作目的；真正的目的應該是吸收對事業及人生有幫助的思維及知識才對。關鍵在於「重質不重量」，與其讀萬卷書，不如找到一本對自己真正有益的書，重複閱讀這一本還比較有用。

因此，你應該要多加借助前人之力，與其自己尋找，不如向人詢問，去找到適合你的好書、好老師。

立定計畫去改變自己的習慣與行為

你需要計畫來幫助你搞清楚如何將自己的思維化為言語，同時還要付諸行動。那位活躍於幕府末年的著名教育家吉田松陰曾說過這麼一句話：

「沒有夢想之人、沒有理想，沒有理想之人、沒有計畫，沒有計畫之人、沒有實踐，沒有實踐之人、沒有成功……（以下略）」

如何將你在腦海中描繪的景象化為現實，若你沒訂下明確的計畫，那也很難將之付諸實踐。你需要分析你的現狀與目標之間的距離，並且推算出為了彌補這段差距所需要的行動內容。在你知道自己該做什麼之後，自然就可以省略掉不需要做的事情，用最短距離、最短時間達到你的目標。

還有，既然訂定計畫可以幫助你分辨什麼事情是該做的、什麼事情是不該做的，那麼這也就意味著起身採取行動會變得更加簡單。只要你記住「遵照計畫內容採取行動，自然就可以實現你的Mission與Vision」，那你就會更有自信、更願意採取行動。

為十年後做好計畫立案

在改變了思考、接下來要改變實際行動的這個當口，也需要你根據自己的Mission、Vision（自己的思維）訂定計畫。接下來我就具體談談五個提問的第五個問題（參見P.167）所說的計畫，並且解釋你為什麼會需要將這些東西具體化。

訂定計畫的重點，在於你需要將這個計畫盡可能鋪長一點，如果可以，你最好能把你從現在一直到退休為止的行動內容都給算進去。我的話自然是連退休後的日子都做為計畫內容的一部分，早早就做了構思。在這個少子化、高齡化社會的日本，2025年的問題自然是大家該擔心的，但在那之後隨之而來的就是可預見的總人口急遽減少以及醫療機構的大退場時代。另一方面，在全球層面來說，保健市場的需求將會擴大，因此像日本這般高水準的醫療技術需求會越發受到市場歡迎。在預測了這個時代的趨勢之後，就像前文提到的，我開始計畫要往海外擴展自己的事業。這都是因為我的目標設定為即使是在自己退休後，也希望自己成立的醫療機構能持續穩定經營到2100年。

各位，或許現在就要你設定個直到退休的計畫不是一件容易的事情，那我們乾脆退一步，至少設定個十年期的計畫好了。先設定好十年後你的具體目標是什麼，然後倒推這十年當中該在什麼時候做些什麼事情。不過世事難料，銷售計畫、資金計畫、市場戰略這些需要具體數字才能做決定的戰略以及相關具體政策什麼的，你可以把計畫範圍縮短到三年內即可。

再者，計畫並不是一訂下去就雷打不動的，就如同這次的新冠肺炎疫情，如果周遭的環境突生變故，你當然也應該順著環境變化去修正、去升級你的計畫內容。Mission、Vision要是改變了，那計畫當然也得重頭設定。

還有，即使環境沒有太大變化，你也應該隨時確認一下計畫是否在你不知不覺之間偏離了當初設定的軌道，或者是計畫本身有什麼不夠完善的地方。簡單來說，大概每隔三個月就定期重新審視一下計畫內容及進度差距，這樣也就可以了。

替自己找個心靈導師與夥伴的重要性

即便你志向再高再遠，一個人埋頭苦幹，實在是一件很費力的事情。為了提升效率，最好能找個為你指點迷津的人或者是找些志同道合的夥伴。所謂的心靈導師並不是指宗教層面的那種導師，而是指優秀的領導者、顧問，指的是那些值得你在人生與事業上模仿效法的對象。有些企業為了培育人才，在公司內部會安排老員工負責照顧新人，也就是所謂的「導師制度」，來加速員工成長上軌道的速度。

如何找到自己的心靈導師？

想找到最符合自己需要的導師，要怎麼做？當初我是幾乎都靠參加講座、研討會這種方法去結識導師的，只要覺得「我想更了解一點這個人的想法」就去參加他的講座，聽聽他說的內容，這就是一個很好的入門方法。舉個例子，前面我已經提過好幾次了，SBC醫療集團的相川先生就是這樣一位人物。我先是透過研討會跟書籍了解了相川先生的思想，接著產生了尊敬之情，之後我才慢慢跟他建立起連繫、凡事都能向他請教。

或者你也可以試著從Facebook等SNS當中找找值得你尊敬的人，或是透過朋友圈的交集找適當人選，甚至是你可以從YouTube影片當中找也可以。雖說是導師，但也不需要侷限在一個人身上；每個人都有自己擅長的領域，你可以多找幾個人，從他們那裡獲得對不同領域的意見。還有，當你確認過眼神，遇上對的人，接著你該做的就是讓對方對你留下印象。在講座時向他直接提問、不然就是經人介紹之類的，總之要先讓對方記住你的名字跟長相。之後再慢慢提升彼此接觸的機會，讓他知道你是個什麼樣的人，這樣彼此的關係就會一步步建立起來了。

最後，為了讓對方願意支援你，你需要讓對方知道你有什麼樣的Mission與Vision，做了什麼努力、採取了什麼行動，這點非常重要。

只要有志同道合的夥伴，動機與效率都會有所提升

除了替自己找個老師，有事沒事為自己指點迷津，還有一個辦法可以提升你的學習效果，那就是找些跟你有同樣志向的夥伴。身邊有人跟你做同樣一件事情、學習同樣的知識，這就可以刺激你的競爭意識，進而催促自己也要努力。同伴的存在同時也意味著一層「監視」的意思，這樣你就沒那麼容易鬆懈，同時學習的效率也會提升。比起自己一個人在家運動鍛練，去健身房跟其他人一起練會比較有成效，這就是同一個道理。

此外，跟有著同一志向的人在一起，你們可以彼此交流意見，也可以得到許多寶貴的意見。還有，比如說收集業務上有需要的情報吧，你一個人能收集的資訊肯定有限，但跟其他人一起打拚，你能收集到的資訊肯定會更多更廣，甚至有可能拿到最新的第一手資訊。這些都有可能幫助你解決眼前所遇到的問題。

在實施問責制時有益的事

之前在第二章我提過做為一名領導者你必備的其中一項思維是「胸懷大志、要活得有計畫性」，當你需要重新審視自己的目標與計畫時，「報告與反饋」會是一個不錯的方法（見P.64）。所謂的報告與反饋，又名問責制，指的是對你應負擔的責任進行報告。

透過問責制，當你在獲得他人反饋時，可以發現一些自己一個人沒發現的問題或者是針對這些問題的解決對策，進而可以重整你的目標與計畫。在實施計畫時，定期與你的導師及伙伴交流、報告自己的進度並取得反饋，這樣可以讓你的行動更加有效率。

報告義務會產生強制力

問責制還有另一項好處，那就是對這件事情的強制力。當你把報告進度這件事情變成了一種義務，自然會希望事情如同計畫預定地一般順利，同時你的行動力也會獲得提升。這原因很簡單，因為你不會希望從自己口中說出「我們沒有任何進度」、「我們什麼都沒做」這種話，所以你自然不會讓這種事情發生。同時，當你不斷持續這個循環，你也會養成習慣，讓事情跟著計畫走。

拿那個以公開成果聞名的私人健身房RIZAP為例，學員記錄每天的飲食內容並向教練回報是RIZAP對付了錢的學員強制要求的義務，同時教練還會對學員的飲食內容進行指導，這也算是一種問責制。由於有著向教練回報的義務，所以學員對一天三餐的內容也會開始多留意；再加上教練給學員的反饋，又會再改善飲食的內容。然後你的體重、體脂肪、體型是騙不了人的，所以你也不可能說謊亂報。問責制就是如此有著使你改變行為、改善成果的效用。假使你沒有要回報的對象，那你也可以試著對自己負責，定時確認成果、自己確認內容，自己給自己反饋。每天，或者每周都可以，將自己行動與結果都記錄下來，自行回顧過去、找到新的課題以及解決方。這種方法雖然強制力較弱，但只要能持續下去，還是會對於將你的行動養成習慣有所幫助。

醫療經營大學都在做些什麼？

我所舉辦的「醫療經營大學」是以開業醫師為主要對象的經營講座，在這一章，我想介紹一下我們實際的活動內容。簡單來說，我們就是以「改變思考、改變言語、改變行動、改變習慣，最終改變自己的性格與命運」為目的。整個講座一共十二場，我們會從偉人的智慧當中學習教養、改變想法、改變言語。之後舉辦三個月的訓練營，強迫大家花時間聚在一起，並在此學習如何訂定計畫及如何實踐。在這期間當中不斷重複訂定短期、中期、長期的目標及相應的計畫，以期改變行動。接著，為了養成習慣讓自己配合計畫進行行動，我們所有人都有義務採行問責制。學員每周一次都要

關於成果

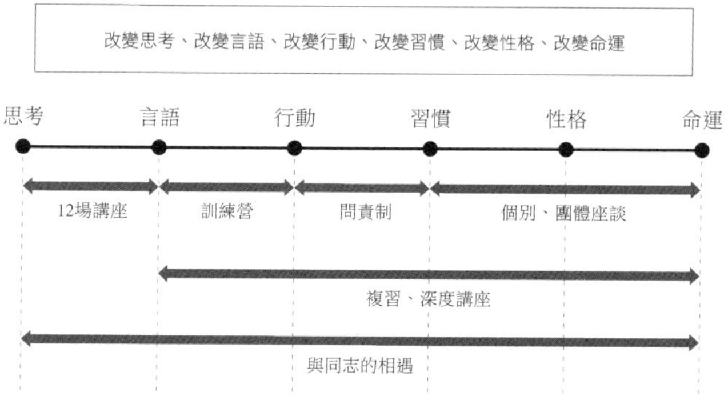

報告自己的實行進度，我會再對學員的進度給予反饋。除此之外，根據學員報名的課程不同，我們還會舉行個別跟團體座談；在座談時，學員可以跟講師一起構思Mission與Vision，或者也可以談談市場跟經營等話題。

在這些學習的過程中，你會認識一起學習的夥伴，這也是我舉辦這個醫療經營大學講座的目的之一。我的學員幾乎都是開業醫師或者是打算要開業的醫師，大家都有著同樣的目標，而且所有人都是為了成長而不斷努力的人。在這個地方，你既可在迷惘時跟其他人談談、得到人生與工作上的建議，同時你們彼此也都是對手及互相切磋琢磨的同志。

這個醫療經營大學還有一個特徵，那就是每位學員都「互相對彼此負責」。學員們參加講座及訓練營，每周有持續問責制的回報責任。而我雖然沒有這項責任，但反之，我有著保證「成果」的責任。所謂的成果，指的是改變思考、改變行動之後，最終就能改變命運這件事。若要給個具體數字，那就是我保證「每年年營業額增加一千萬日圓以上」吧。我向大家保證大家的收穫會遠大於他們付出的參加費用。

就像這樣，我一邊實踐問責制，一邊將我的所學Output給周遭的人，同時也有新的收穫與發現。每一天我都確實體認到學無止境這句話的真正意義。

專欄

改變我的「七個習慣」

在第一章時我已經提過，我受到《七個習慣》的深刻影響。2015年，我在我人生的暗黑時代時，我的實業家朋友好心介紹給我的書，就是這本《七個習慣》。當年我的員工頻頻離職，我也不停在摸索解決之道，拚了命地在找有沒有更優秀的人事系統及內部評鑑系統。

但當我閱讀過《七個習慣》，我對書中所謂的「一個以Mission為共通目標並前進的理想組織，皆始於一位受到眾人信賴的個人」深受感銘。以前我深信從外而內的「outside in」是正確的，但當我接觸到這種由內而外的「inside out」概念時，我開始深刻反思自己過去的想法是否正確。並且從那時候開始，我決心要磨練自己，成為一個可以受到周遭人們信賴的人。在這邊我想向各位介紹三個出自於《七個習慣》的關鍵字，這些關鍵字或許會與我書中的內容有所重複，但還請聽我娓娓道來。

改變我的第一個關鍵詞

「在刺激與反應之間，有著你可以選擇的自由」

這是記載於「第一個習慣 要採取主動」當中的內容，以前我對於來自部屬的批判、否定等意見都會第一時間找藉口、反而批評對方的不是。雖然如此，但這並不算是我的主動所造成的狀態，而是單純受到刺激所產生的反應，換句話說，這是一種類似於受到他人控制的狀態。

不過，在我開始時時注意原則與Vision才開口之後，我對員工的反應也開始有了改變。

當然這並不是說我改變了之後從此職場關係就一帆風順，但即使搞砸了我也漸漸能找到失敗的原因與規律性。拿我的例子來說，當我忙起來的時候我的反應就容易陷入情緒化，因此我盡可能不要讓自己陷入太過繁忙的狀況。不光是注意我的言行，還要注意打造讓我容易採取正確行動的環境才行。

改變我的第二個關鍵詞

「首先要先理解，然後要被理解」

這是「第五個習慣」的標題，但在這之前我一直都做著剛好相反的事情。我總是希望他人「來理解我」，而且這種情緒過於強烈，搞得我現在回頭想想那感覺活像是一天24小時都在向全世界做簡報似的。

在那之後，我告誡自己凡事要從試圖理解對方開始，沒想到就這樣迎來了不可思議的轉機。就算我啥都不說，對方也能理解我要表達的意思，當我開口要說什麼的時候，對方的反應也有了極大差異。就如《七個習慣》所寫的，凡事先理解與「開處方前必先問診」是一樣的。

這種想法，在你碰上麻煩時特別有用。以前我在跟法人企業打交道的時候，曾發生過一些爭執，在那個時候，我冷靜下來，先試圖搞清楚對方的想法；就這樣，我注意到了原來這爭執的原因起於雙方認知的落差，於是順利解決了這個誤會。如果當時我們各執一詞相爭不下，那肯定不會這麼容易收拾。

改變我的第三個關鍵詞

「認同彼此的差異、尊重彼此的差異，發揮自己所長、補足自己所短」

這是記載於「第六個習慣 創造相乘效果」的內容。這與前面的兩個關鍵字是一脈相承的，對於部屬的提案，你應該先靜下來聽聽，然後才輪到你來去影響其他人。這種想法，也可以用在開發新事業上頭，比如說，我在2019年時曾經與NPO法人合作，打算開辦一間可以收一般兒童，也可以收病童的幼稚園。

在港灣地區，一般家庭大多都是雙親都各自有各自的工作，小孩如果生病了會是一件很麻煩的事情。所以我想開間幼稚園，不但能照顧一般小朋友，在有必要時也可以照顧病童，不須另外送醫照顧。一開始我是打算跟其他企業合作的，但剛好我經人介紹，跟NPO法人Florence結了緣。在跟他們交談的過程中，我發現他們有著我所沒有的強項，如果彼此合作，可以發揮我們各自的所長。接著我們就進行多次腦力激盪，最終得到了結論，並將其具體化的成果就是病童保育室Florence豐洲。今後，我們還計畫要開設婦產科醫院，為解決產後憂鬱症等問題盡一份力。關於這些新事業計畫，我們也會盡可能與其他企業聯手合作，尊重對方、理解客戶需求、滿足社會的需求，如此變成產生相乘效果，成為一股強大的力量。

如此這般，我深深受到《七個習慣》的影響。接下來我們會跟Franklin Covey Japan股份有限公司簽訂合作契約，為醫療相關人士開辦程式設計課程以及其他講座。會想到要做這種事情，乃是因為這次新冠肺炎疫情導致我開始對部分醫療從業人員的存在意義感到疑問。當然，我不是在指責誰，我對於認真拯救患者的醫療工作者是非常尊敬的。

同時，有許多民間醫療機構因為擔心群聚感染而拒收新冠肺炎患者，這種狀況在我看來都是自私自利，為了自己的利益優先才這麼做。尤其是2021年1月到3月的緊急事態宣言，醫療工作者將新冠肺炎患者拒之於千里之外的狀況，使得日本整體疫情雪上加霜，更造成緊急事態宣言多次延長。的確，新冠肺炎患者是減少了，但隨著緊急事態宣言的延長，遭到波及倒閉的企業數量、自殺者人數卻呈現增長，我認為這些都是有因果關係的。醫療保險乃是建立在企業與國民稅金、社會保險金負擔之上的，如果醫療從業人員都像這次這樣做出取捨，會使得原本就因少子、高齡化而難以維持的醫療保險更加難以維持營運。

有鑑於這些狀況，我認為必須對醫療業界推行《七個習慣》當中所主張的「人格主義的再興」。所謂「人格主義的再興」，也就等於是本書中所提到的「利他主義精神」，招募志同道合的朋友、將《七個習慣》的正面影響推廣到整個醫療業界，就是我的目標之一。

5
章

今後醫療業界的
人才培育會如何發展？

有效利用「零碎時間」與「外力」

2020年，新冠肺炎在全世界大流行，人們對生活的要求從遠離、避免感染變成了共存之類的新生活方式。在這股潮流之下，醫療、診療體制自然也有了天翻地覆的變化。

加速投入線上醫療

舉個例子，在肺炎影響下急速增加的其中一項就是對線上醫療的需求。因為對病毒的未知恐懼，不但一般醫療機構減少了門診時間及頻率，同時有些醫療機構對於發燒等類似肺炎症狀的患者更是直接拒絕問診。醫療機構本來應該是治療病患、讓大家獲得健康與安心的地方，反而搞得人心惶惶、拒絕治療需要幫助的人們，這種事情可真的是前所未聞。

在這種狀況下，能讓患者及醫療機構都能放心問診看診的，就是線上醫療了。以前會透過視訊電話看診的，都是有特殊疾病的患者才有的待遇，其他還有許多嚴格限制比如說初診患者禁止使用之類的，與一般患者是完全無緣的。2020年4月，這些規定暫時且特例得到了解禁，聽說過了沒多久，那些開發線上診療系統的企業就接到大量的詢問。

我的醫院是在解禁前的3月開始進行線上診療，其實我原本在肺炎之前就已經開始準備推行這項服務了，只是剛好碰到這個狀況。而且最重要的是對患者來說一邊是前往診所說不定有被感染的風險，另一邊是去了搞不好還被拒之門外不給看病，在這兩種壓力之下，我毅然決定提早開始了線上醫療服務。到了4月，我又開始推動上門看診服務，這讓難以前往醫院的患者們也能得到治療，即使不能透過線上診療也能靠上門看診彌補這方面的問題。

加速投入線上醫療

舉個例子，在肺炎影響下急速增加的其中一項就是對線上醫療的需求。因為對病毒的未知恐懼，不但一般醫療機構減少了門診時間及頻率，同時有些醫療機構對於發燒等類似肺炎症狀的患者更是直接拒絕問診。醫療機構本來應該是治療病患、讓大家獲得健康與安心的地方，反而搞得人心惶惶、拒絕治療需要幫助的人們，這種事情可真的是前所未聞。

在這種狀況下，能讓患者及醫療機構都能放心問診看診的，就是線上醫療了。以前會透過視訊電話看診的，都是有特殊疾病的患者才有的待遇，其他還有許多嚴格限制比如說初診患者禁止使用之類的，與一般患者是完全無緣的。2020年4月，這些規定暫時且特例得到了解禁，聽說過了沒多久，那些開發線上診療系統的企業就接到大量的詢問。

我的醫院是在解禁前的3月開始進行線上診療，其實我原本在肺炎之前就已經開始準備推行這項服務了，只是剛好碰到這個狀況。而且最重要的是對患者來說一邊是前往診所說不定有被感染的風險，另一邊是去了搞不好還被拒之門外不給看病，在這兩種壓力之下，我毅然決定提早開始了線上醫療服務。到了4月，我又開始推動上門看診服務，這讓難以前往醫院的患者們也能得到治療，即使不能透過線上診療也能靠上門看診彌補這方面的問題。

其他領域的企業開始涉足醫療相關產業

肺炎還帶來了另一個問題，就是PCR檢查制度的缺陷。在日本，尤其是肺炎剛開始鬧大的那陣子，有非常多的人遇到了「想做檢查卻沒辦法受檢」的狀況。這時候，有許多完全不同領域的企業加入了PCR檢查這門生意；像軟體銀行這間大企業就成立了子公司「SB新冠肺炎檢查中心股份有限公司」，在其他醫療機構內設立檢查站，向個人提供PCR唾液檢查服務。

就醫療相關行業來說，因為有許多特殊的規範與業界習慣，對其他行業領域的人來說原本應該是非常難出手的一塊地盤。但因為新型冠狀病毒這種未知的病原體，使得整個醫療業界也產生了巨大轉變。

迎向更能幫助病患的新醫療體制

先不管原因為何，我認為這些在醫療第一線所發生的變化是可以帶來正面意義的。因為這些變化，都會帶給患者許多好處。

首先，你除了去醫療設施直接看病，現在還多了線上醫療、醫生巡迴看診這些選項，每位患者都可以根據自己的需求及狀況選擇適合的診療方式。即使你沒有時間，就診總是一次拖過一次，只要透過線上醫療，找個空檔時間你馬上就可以得到醫囑。既不用花時間等在候診間，在這種可以輕鬆與醫師交談的環境下也可以得到一些預防疾病的效果，還可以節省部分的醫療費用。

另一方面，當其他領域的企業加入醫療業界，便會促進企業間的競爭；在競爭之下，醫療的進步指日可待，患者也可以接受更高水準的醫療服務。在美國，Apple公司將Apple Watch內建心電圖功能，另外還申請了偵測帕金森氏症造成的身體不規則抖動等專利，在醫療器材領域嶄露頭角。在今後的日本也是一樣，會有越來越多的企業加入醫療領域，期待這能為我們帶來更多新技術與服務。尤其是在數位廳成立已成定局的這個當口，日本中央政府以及各地方自治體都開始把目光投向IT事業，醫療領域的數位化肯定會越發蓬勃發展。

思考未來醫療的方向

日本的醫療，正面臨巨大的轉捩點。在此時若是線上診療得到大力推廣、普及化的話，看病得去醫院才能得到治療的時代甚至可能將就此終結。不過我認為，接下來的時代，應該會變成傳統前往醫院接受醫療、醫師巡迴看診、線上問診得到醫師處方三者共存的醫療體制。

AI會如何改變醫療？

我認為，在不久的將來會給醫療現場帶來巨大變革的其中一項因素，是AI（人工智能）的存在。AI技術的發展日新月異，到了現在這項技術已經被應用於我們身邊的各種商品與服務當中。其中最為人所知的，莫過於智慧型手機的語音輸入及語音搜尋機能，還有汽車的自動駕駛功能等等。今後，在醫療領域的AI應用一定也會有飛速的發展。

目前，我們已經有了透過AI進行的簡易診斷程式，以後不管是在CT、MRI這些依靠影像檢查、細胞檢查的結果來做的診斷，還是處方開藥等等，應該都會看到AI技術被活用於這些工作當中。至今為止由醫師、護理師人力作業的部分，將逐漸被AI所取代。而這些變化，對高度少子、高齡化的日本社會來說，都是必須的。根據統計，到了2040年時，出生於1971～1974年的團塊Jr.世代將來到六十五～七十歲，而六十五歲人口的總數也將來到顛峰。到了這個時候，以人口比例來說，高齡者一人的生活將需要一．五人的勞動人口來盡力扶持。如果到了十年、二十年後我們投注在醫療照護方面的人力與資源還是跟現在相同的話，那麼顯然醫療系統將不堪負荷。此時可以期待的其中一種可能性就是AI技術的活用與發展，透過AI技術的運用，我們可以減少需要的醫師人數，進而降低醫療成本負擔。在超高齡化社會之後，若是人口總數走下坡，那麼醫師的需求量也可以再減少一些吧。

為了在這些變化當中生存下去，民間企業也盡力試圖擴充醫療人才。就我所知，已經有些人活用其自身的醫療知識與經驗、跟有開發醫療相關APP或者醫療用機械人的技術人才還有線上醫療企業合作，成立新的醫療企業。

當AI登場之後，那人類該做什麼？

那麼，當新的技術問世之後，未來的醫師又會變成什麼樣子？雖說，即使AI技術再怎麼進步，仍然需要醫師的存在，但醫師所扮演的角色應該不會再像過去那個樣子。AI再怎麼進步，總有不足之處，而醫師，則可以補足AI技術所不能的部分。比如說，AI或許可以給出診斷、開處方，但最後下決定的，還是只有活人才做得到，這點不管AI再怎麼先進也不會變，因為，AI是無法為自己的行為負責的。即使是活用AI技術，能夠為了自己的診斷、治療方式下決定、負責任的，還是屬於醫師的工作範圍。接著，想要跟病患交流搏感情，讓患者安心、建立互信關係，活人還是比AI來得可靠。前面也講了許多，要想得到他人信任，得先傾聽對方說話、產生共鳴、理解對方的感情才行。為此，你需要的不是單純的五感，而是第六感，第六感可不是AI具備的機能。這時候你需要的，是能柔軟對應一切狀況的能力，AI等科技的發展非常迅速，隨著科技變化的速度，醫療現場也迅速地產生變化。這些變化非常急遽，若沒有能力擺出低姿態柔軟配合時代的變化是不行的。

這並不侷限於醫療業界，AI說到底畢竟只是一種道具，不管是什麼工作，隨著技術的進化以及環境的變化，能活用、善用AI這項道具，應該是人人應該要具備的新技能。

未來人才培育所需要的東西

現在這個時代，已經變成了「有啥不知道的先上網查就對了」的時代。不記得數學公式、不記得歷史年代都沒關係，打開智慧型手機，答案就在眼前。還有，若想記住什麼事情，拿起手機拍照錄影都很方便。現代教育，已不需要過去那種「記憶知識」的教育，反之，現代需要的是培育下一代學會如何自己思考並起而行之的教育。現在已經有些學校開放考生在考試時可以使用智慧型手機，或者是可以攜帶筆記進場了。對於所面對的課題，能夠選擇所需的情報並且善加利用，這才是現代人最重要的能力。

最重要的是給他們挑戰的機會

那麼，要怎樣培育人才，才能使他們學會自我思考、自主行動的能力？講到這裡，沒有捷徑，只有努力實踐一途。你必須給予他們機會嘗試自己思考判斷、自己採取行動，在一次又一次try and error的過程當中慢慢培養思考力、判斷力、應用力、行動力等等。同時，在不斷嘗試錯誤當中，還希望他們能培養出另一樣東西，那就是勇氣。當發起行動的同時，恐懼往往隨之而來；就如同跨出高空彈跳的第一步，當一個人在挑戰未知的事物時，很可能會想到最糟糕的結果，以至於躊躇不前。為了打破這層恐懼，必須要擁有發起行動的勇氣。

要培養勇氣，你必須給他們不斷挑戰的機會，從每個小小的成功當中獲得經驗、累積經驗，漸漸地他們就會產生自信、具備發起行動的勇氣。當然，有挑戰就會有失敗，做為上司、領導者，你必須有著接受失敗的氣量。當部下失敗時，你首先得先肯定他們願意挑戰的精神，接著要教導他們從失敗中學習的態度。當挑戰失敗、接受失敗，這項經驗將會促進他們的挑戰慾望，讓他們有「下次還要繼續挑戰」的勇氣。

若是在新人階段就用「這對你來講還太難」、「為什麼你要做這件事」等等方式去否定他們，那就會把部屬培養成缺乏自我肯定感的社會人。他們會想著「反正我做不到啦」、「對我來講太困難了」來否定自己，最後只會給自己套上層層枷鎖，裹足不前。

要是在年輕的時候就讓他養成了負面思考的習慣，要想在把這觀念扭轉過來可是非常困難，領導者該做的，是認同員工的思維與行動，並且培育他們正向積極的思考。這些都將會對他們在養成自我思考、自我行動能力的過程當中發揮正面作用。

從「競爭」的時代走向「攜手共創」

就如前面所提過的，因為科技的日新月異，導致世上萬物都變得異常快速。在這瞬息萬變的狀況下若想持續做出點成績，你需要能迅速對應各種變化、孕育新事物的能力。接下來的時代，不能再像過去那樣人與人爭、組織與組織爭，彼此打個你死我活看誰比較厲害。在你忙著搶地盤搶市場的時候，整個大環境以及顧客的心態及需求早已產生轉變，你還在用舊思維看待事物的話只會被市場淘汰。事實上，企業之間鷸蚌相爭最終卻雙雙遭到市場淘汰的事情早已不是新聞。日本在商場教育上仍有強烈的「競爭」色彩，當彼此在內部競爭不已時，往往就在這時候已被海外諸國迎頭趕上。

比如說日本最頂尖的大學是東京大學，東京大學的世界排名是第36名，而中國的清華大學、北京大學，新加坡的新加坡國立大學都在這個排名之上。要想不被世界淘汰，我們必須要立刻、現在就改變我們的意識形態。

透過合作關係創造革新

為了製造迎合時代需求的新價值，在你為了大眾推出新商品、新服務時，你需要有攜手共創的認知。即使是目前淨值世界第一的Apple，他們也不是靠自家公司就能組裝出一台iPhone的；借助各家所長，液晶螢幕找A公司、相機鏡頭找B公司、LED光源找C廠，他們是靠這樣與各家企業合作才做出一台手機的。將每個人或組織的特長聚集在一起，才能更快提供更高品質的商品及服務。還有，人家常說「三個臭皮匠，勝過一個諸葛亮」，只要跟那些在技術及創意上勝過自己的人結盟，那就更容易開發創新，能夠提供至今未曾問世的商品與服務。

我除了經營醫院診所，還開辦醫療經營大學講座，2019年還製作過適合親子一同觀賞的電視節目。在我忙著涉足新事業的同時，別忘了這些也都是我與其他人共同合作創作的成果。我目前仍與市場營運支援企業以及品牌支援企業等法人共同合作，一起集思廣益、開發新的事業。另一邊，現在我在醫療經營大學講座中也試圖培育能夠上台主講《七個習慣》的人才，並設立新的講座課程。

最重要的是選對合作對象

要做好共創，最重要的就是選對合作對象。著名經營顧問吉姆柯林斯在他的大著《Built to Last: Successful Habits of Visionary Companies》中曾提到，要讓組織業績飛升，取決於「讓誰上車」，其中有這麼一句話：

「讓對的人上車、讓對的人坐在對的位置，並且讓不對的人下車，如此你這一車人就能通往康莊大道。」

這句話也適用於人事工作，只要選對了同事，對你整個組織的命運都會有正面影響。我所追求的理想人物，是有人德、值得信賴，且價值觀彼此相符的人。即使彼此的Mission與Vision有些出入，但只要價值觀相符，那麼我相信我們一定可以朝同一個方向前進。除了這些基本款，再者就是能了解需求的能力，顧客需要的是什麼、顧客想要的是什麼，又或者當下社會需要的是什麼，能注意、理解到這些的話，就能從中掌握需要解決的課題跟應對方案。

但有一點不能忘記，你在別人身上挑三揀四，別人也會在你身上挑三揀四；你若想找人當夥伴，那就別忘了得先獲得他人的信賴。為了與你的夥伴切磋琢磨，一切都得先從獲得「彼此的信賴」開始。

做個能正面面對迷惘的人

新冠肺炎的大流行給我們的生活帶來巨大轉變，隨著這些變化，負面思考的人們似乎有增加的趨勢。就連我也曾有過確切感到「啊，我現在這個想法真的很黑暗」的時候，於是，我帶著醫院的員工跟我一起做團體活動。

「你活到現在曾有過哪些負面的想法？」

「那些負面思考來自於什麼樣的經驗？」

「若你試著正面面對這些負面經驗會如何？」

透過這些問題，我會促進員工花時間去認真思考，在這些團體活動之後，通常大部分的員工都會對我說「我以前沒思考過這些事情，這次讓我有了新的發現」。

正因有了疑惑，人才會去思考

通常，你把一個問題拋給他人，他就會開始思考；不過，要是沒有更進一步的問題，通常這個人的思緒也就到此為止，不會再做更深一步的探索。如果你不做思考，思考能力就會逐漸退化，這跟肌肉不多加訓練就會退化是一樣的道理。為了培養思考能力、維持思考能力，你需要不斷面對各種問題，並且培養思考的習慣。還有，不光是找一堆新的問題問你自己，即使是你曾經找到答案的問題，重複思考、探索其他可能性也是很重要的。

不過，靠自己要找到疑問顯然不是一件容易的事情，若你只是日復一日過著正常生活，那明顯是很難找到你要的東西。你該做的就如同磨練思考能力一樣，你需要透過講座或書籍等管道去找到屬於你的疑問，或者從你跟你的朋友之間的討論找到任何值得探索的蛛絲馬跡，再不然就是探索自己的內在，加把勁或許就能找到值得你再次探索的疑問。同時，別忘了你還得定期問問你的員工，讓他們也有思考的機會。至少我是如此對待自己與我手下的員工的，下面就舉幾個例子，你可以試著從這些提問當中再發展出其他問題。定期花時間問問自己、問問你的員工吧。

供你探索自我的提問

☑ 對你來說，幸福的人生是什麼？

☑ 是什麼阻礙了你的幸福人生？或者過去有什麼東西對你的人生造成了阻礙？

☑ 為了獲得幸福，你覺得接下來應該做些什麼？

☑ 為什麼人生要過得幸福？

☑ 這樣的人生，會給你帶來什麼？

☑ 試著想出三個讓你的人生與幸福漸行漸遠的負面情緒或想法。

☑ 是什麼使得你開始產生這些感情與想法？

☑ 出於這些負面情緒與想法，你受到了什麼負面結果影響？

☑ 對於這些狀況，你做何反應？為了打破這些負面傾向，有什麼是你能做的？

結語

在我主辦的醫療經營大學講座，當我們結束了一年期的講座後，下一步，我們會舉辦另一個講座，培育下一代能帶領這個講座的教育者。採取這種行動的目的在於，我希望能有更多人站在「教育者」的位置；當然，我現在說的「教育」指的包含了這本書當中的「引導」、「使人成長」等意義。當你從受教育的立場，變成了教育人的立場，你會得到更多收獲。

有些人很難維持持續自主學習的動力，那麼，換個角度想，要是今天你的學習是為了要轉而教育其他人，那這個動力要維持下去就容易多了吧。簡單來說，如果你唸書的前提是為了要去教導別人，那你在翻每一頁的時候都得考慮「怎樣才能更簡單有效地說明並且使其他人理解」，所以你對內容的理解會更深，Input的效果也會更好。在傳授給其他人的過程當中，你會得到他們的反饋，這會帶給你新的啟發，同時也意味著你的進一步成長。

前一陣子，我跟在我這邊工作五年以上的員工們對話，他們給我的反饋是：

「跟小暮醫師聊天，讓我在不知不覺間改變了原本不善與人交談的個性。」

「我原本不喜歡在人群面前開講，但我不斷得到這種機會，在一次次公開講話之後我已經克服了這個缺點。」

「因為有小暮醫師的支持，現在對於我不擅長的事情也願意去挑戰了。」

聽到這些話，我真的打心底感到高興。

只要透過教育，使得對方有所成長，那不管是對於教育者還是受教育者都是一件幸福的事情。

我認為，這世界上沒有比持續成長來得更令人感到幸福。

放眼今日日本，學生畢業之後最想踏入的職場第一名是公務員，長期海外留學的學生人數日益減少，從這些傾向可以看得出年輕人越來越不喜歡冒險。但是，這世界上沒有什麼人事物是不會變的，仔細看看這世界，其實沒有什麼是真正「安定」的。在世事萬物不斷變化的環境當中，若你「不想隨波逐流、不想順應時勢、不想改變」的想法越強，那你的壓力也會越大。想要從這層壓力中獲得解放，你只有不斷變化、不斷成長這一條路。

將自己知道的知識與經驗傳達給其他人，帶領對方成長，這樣你也會感到幸福。同時，人家總說教學相長，當你收到其他人的反饋，你也會有新的收獲、新的成長。還有什麼事情是比這更幸福的？

我希望，這世上能有更多領導者能體會這項幸福。

這次為了出版這本書，我得到許多人的幫助，有平常來我醫院看病的患者、有跟我合作開發事業的企業、有參與我醫療經營講座的同伴，當然還有每天為我辛勤工作的員工們。我要藉這個機會向大家表達我的感謝。

如果你可以從本書中得到任何關於培養醫療業界人才的啟發，便是再好不過了。

2021年5月 小暮裕之

參考文獻清單

■ The 7 Habits of Highly Effective People: Revised and Updated: Powerful Lessons in Personal Change
Stephen R. Covey〔著〕
Simon & Schuster出版，2020年

■《生存之道：對人而言 最重要的事》
稻盛和夫〔著〕
呂美女〔譯〕
天下文化出版，2013年

■《與成功有約：高效能人士的七個習慣》
史蒂芬・柯維Stephen R. Covey，西恩・柯維 Sean Covey〔著〕
顧淑馨〔譯〕
天下文化出版，2020年

■もうひとつのアンパンマン物語——人生は、よろこばせごっこ
柳瀨嵩〔著〕
PHP研究所，1995年

■《拿破崙・希爾成功法則（2020修訂版）：上完成功大師的十六堂課，這一生就此改變！》
拿破崙・希爾Napoleon Hill〔著〕
劉樹林，包丹丰〔譯〕
久石文化出版，2020年

■《先問，為什麼？：顛覆慣性思考的黃金圈理論，啟動你的感召領導力（新增訂版）》
賽門・西奈克Simon Sinek〔著〕
姜雪影〔譯〕
天下雜誌，2018年

■《高效信任力：達成目標的極速能量》
小史蒂芬・柯維Stephen M. R. Covey，茹貝卡・梅瑞爾Rebecca Merrill〔著〕
錢基蓮〔譯〕
天下文化出版，2016年

■《目標達成の技術》
青木仁志〔著〕
アチーブメント出版，2012年

■《從A到A+：企業從優秀到卓越的奧祕（暢銷新裝版）》
詹姆・柯林斯Jim Collins〔著〕
遠流出版，2020年

※編註：如無中譯本出版放原文書名

診所經營人才培訓寶典

作者　小暮裕之
翻譯　劉德正
責任編輯　楊宜倩
美術設計　楊晏誌
國際版權　吳怡萱
活動企劃　洪擘
編輯助理　劉婕柔

發行人　何飛鵬
總經理　李淑霞
社長　林孟葦
總編　張麗寶
副總編輯　楊宜倩
叢書主編　許嘉芬

出版　城邦文化事業股份有限公司 麥浩斯出版
E-mail　cs@myhomelife.com.tw
地址　104 台北市中山區民生東路二段 141 號 8 樓
電話　02-2500-7578

發行　英屬蓋曼群島商家庭傳媒股份有限公司城邦分公司
地址　104 台北市中山區民生東路二段 141 號 2 樓
讀者服務專 0800-020-299（週一至週五上午 09:30 ～ 12:00；下午 13:30 ～ 17:00）
讀者服務傳真　02-2517-0999
讀者服務信箱　cs@cite.com.tw
劃撥帳號　1983-3516
劃撥戶名　英屬蓋曼群島商家庭傳媒股份有限公司城邦分公司

總經銷　聯合發行股份有限公司
電話　02-2917-8022
傳真　02-2915-6275

香港發行　城邦（香港）出版集團有限公司
地址　香港灣仔駱克道 193 號東超商業中心 1 樓
電話　852-2508-6231
傳真　852-2578-9337
電子信箱　hkcite@biznetvigator.com

馬新發行　城邦〈馬新〉出版集團
地 址　Cite（M）Sdn.Bhd.（458372U）41, Jalan Radin Anum, Bandar Baru Sri Petaling,
57000 Kuala Lumpur, Malaysia.
電話　603-9056-3833
傳真　603-9057-6622
電子信箱　services@cite.my

製版印刷　凱林彩印股份有限公司
版 次　2022 年 12 月初版一刷
定 價　新台幣 600 元

診所經營人才培訓寶典 / 小暮裕之著 ; 劉德正翻譯 . --
初版 . -- 臺北市 : 城邦文化事業股份有限公司麥浩斯出
版 : 英屬蓋曼群島商家庭傳媒股份有限公司城邦分公司
發行 , 2022.12
面； 公分 . -- (Ideal Business ; 25)
譯自 : クリニック経営のための最高の人材育成
ISBN 978-986-408-857-7(平裝)

1.CST: 診所 2.CST: 醫院行政管理 3.CST: 人力資源管理
419.2　111015530